神経心理学コレクション

シリーズ編集
山鳥 重
彦坂 興秀
河村 満
田邉 敬貴

頭 頂 葉

酒田英夫
元・東京聖栄大学教授

山鳥 重
前・東北大学大学院教授

河村 満
奥沢病院名誉院長

田邉敬貴
元・愛媛大学教授

医学書院

| 頭頂葉　〈神経心理学コレクション〉
| 発　行　2006年2月1日　第1版第1刷Ⓒ
| 　　　　2017年10月15日　第1版第5刷
| 著　者　酒田英夫
| 発行者　株式会社　医学書院
| 　　　　代表取締役　金原　優
| 　　　　〒113-8719　東京都文京区本郷1-28-23
| 　　　　電話　03-3817-5600（社内案内）
| 印刷・製本　三美印刷

本書の複製権・翻訳権・上映権・譲渡権・貸与権・公衆送信権（送信可能化権を含む）は株式会社医学書院が保有します．

ISBN978-4-260-00078-9

本書を無断で複製する行為（複写，スキャン，デジタルデータ化など）は，「私的使用のための複製」など著作権法上の限られた例外を除き禁じられています．大学，病院，診療所，企業などにおいて，業務上使用する目的（診療，研究活動を含む）で上記の行為を行うことは，その使用範囲が内部的であっても，私的使用には該当せず，違法です．また私的使用に該当する場合であっても，代行業者等の第三者に依頼して上記の行為を行うことは違法となります．

JCOPY 〈出版者著作権管理機構　委託出版物〉
本書の無断複製は著作権法上での例外を除き禁じられています．複製される場合は，そのつど事前に，出版者著作権管理機構（電話 03-3513-6969，FAX 03-3513-6979，info@jcopy.or.jp）の許諾を得てください．

セザンヌは生涯奥行きを追求した
（アルベルト・ジャコメッティ）

まえがき

　1960年代に神経科学が新しい学問分野として生まれようとしていたときに，Thomas Kuhn の『科学革命の構造』がよく引用されました。彼のパラダイム理論によると，「科学は連続的な進歩の道をたどるのではない。通常はある少数の科学者集団が示したパラダイム（模範例）に他の科学者は従っているだけだが，ある段階でそれまでの説を覆す新しいパラダイムが生まれて飛躍的な進歩をとげる」というのです。

　分子生物学は Watson と Crick による DNA の二重らせん構造の発見によって遺伝情報のパラダイム・シフトが起こり，「ノーマルサイエンス」(Kuhn)の時代に入ったといわれました。これからは脳科学が，革命の時期を迎えるだろうという声が，ほかならぬ分子遺伝学の研究者のなかから上がっていました。神経生理学の分野でも，誰言うとなく Sherrington-Adrian のパラダイムは終わった。これまでの反射学とその延長である条件反射学の枠組みでは脳の機能は理解できないといわれるようになりました。

　この時期に現れたのが Hubel と Wiesel (1962) による大脳皮質の視覚野ニューロンの研究です。これまでただ単に，網膜に映った像を受け取るだけと考えられていた視覚野の神経細胞が，細長い受容野をもち輪郭を読み取ることを証明した論文を読んで，大学院に入学したばかりの私は魅了されました。そして単純細胞から複雑細胞，超複雑細胞と続く階層的な情報処理の結果として，意識に上る知覚を表す細胞が連合野にあるという Konorsky (1967) の認識細胞 (gnostic cell) 仮説を証明したいと思うようになりました。しかし Hubel と Wiesel は，当時若いポストドクトラルフェローを受け入れていませんでした。代わりに私を受け入れてくれたジョンズ・ホプキンス大学の Mountcastle 教授のところで体性感覚野の研究をし

ているときに，視覚野と同じように皮膚の感覚情報から特徴を抽出するニューロンを見つけたときにそれを研究しようとして教授から思わぬ反発をかいました．それなら日本に帰ってから思い切って連合野のニューロン活動を記録してみようと決心したのが頭頂葉の研究を始めたきっかけです．

　最初に手をつけた上頭頂小葉の研究は意外に早くまとまり，3年後の1971年に「体性感覚系」の国際シンポジウムで身体図式の知覚に対応するニューロンについて発表したときにはMountcastle教授も大変興味を示してくれました．そして研究を始めて10年目の1980年に，ドイツのゲッチンゲンで開かれた「霊長類の視覚系」のシンポジウムでゲシュタルト心理学のDuncker が発見した誘導運動の錯視に対応する頭頂葉の視覚ニューロンの記録について発表することができました．いみじくも同じ学会で人間やサルの顔の絵に反応する側頭葉の視覚ニューロンの記録をプリンストン大学のCharles　Grossのグループが発表しました．認識細胞仮説を証明するニューロン活動が側頭葉と頭頂葉でほぼ同時に発見された記念すべき年です．第3のクライマックスは三次元の回転運動に反応する頭頂葉視覚ニューロンの発見です．この時も"Amesの歪んだ部屋"で有名なA. Ames が発見した"Amesの窓"の錯視に対応するニューロンの記録が，知覚と直接対応するニューロン活動を証明する決め手になりました．

　1989年に始まった「ヒューマン・フロンティア・サイエンス・プログラム」で組んだ国際共同研究のチームは，息の合ったよい仲間でした．神経心理学のM. Jeannerod のプレシェイピング（対象の形に手の形を合わせる）というアイデアを中心に運動前野を受け持つJ. Rizzolatti と頭頂葉を受け持つ私と，スキーマ理論のM. Arbib と4人が組んで手の運動の視覚的誘導のメカニズムを研究しました．6年間の共同研究は「三次元物体の知覚を受け持つ頭頂葉と手の運動パターンを作る運動前野の相互作用で精緻な把握運動がコントロールされる」というモデルに結晶しまた．

私の研究の最後のクライマックスは定年退職の間際に訪れました。頭頂葉と後頭葉の境界付近で平面の三次元的傾きを識別するニューロン群が発見されたのです。これは Hubel と Wiesel 後の視覚研究の新しいパラダイムを生み出した David Marr の仮説の1つである「平面の三次元的傾きは両眼視差の勾配から計算される」を証明する実験結果でした。それだけでなく，平面方位選択性ニューロンについての一連の研究から，Marr が視覚系の最大の課題と位置づけた三次元図形の知覚への重要なステップである表面の幾何学の知覚的手がかりの多くが浮かび上がってきました。両眼視差の勾配だけでなく，遠近法やテクスチュアの勾配などの絵画的手がかりが計算に入れられていることが明らかになりました。

　これは Marr の視覚理論の主な根拠になった J. J. Gibson の『視覚的世界の知覚』(1950)の中で著者が述べている奥行きの心理物理学的手がかりを，頭頂葉ニューロンが読み取っていることを証明する実験結果でした。われわれとほぼ同時期にベルギーの Guy Orban のグループが曲面に反応するニューロンを側頭葉で発見しましたが，そのもとは頭頂葉にありそうです。この2つの実験結果を合わせると，頭頂葉が空間視の知覚で果たす役割が今まで考えられていたよりも遥かに広範囲であることがわかります。最後の三次元図形の知覚の研究は今まだ進行中ですが，Marr の視覚理論とその続きとして，陰影から三次元図形の知覚への道筋を心理物理学的に研究しているKoenderinkの理論がすぐれた作業仮説を与えてくれます。

　30年にわたる神経生理学的研究で理解できるようになった人間とサルに共通の頭頂葉の機能は，「自己の身体とそれを取り巻く三次元的世界の構造と位置と配列を知覚し，記憶に貯え，それに基づいて眼球と手足の運動を調節する働き」にまとめることができます。「課外授業」というかたちをとりつつ臨床神経心理学の3人のすぐれた先生が「生徒」になり，私から多岐にわたる話を引き出してくださいました。今まで未知とされていた連合野の機能のうちで頭頂葉の機能が一番はっきりわかってきたと自信をもって言えるような気がします。このような結論を引き出すすぐれた聞き

手になってくださった山鳥重先生と河村満先生，田邉敬貴先生の3人の先生にまず心からお礼を申し上げます．そして私の研究を支えてくれた若い共同研究者達，大阪市大時代の渋谷英敏さん，神経研時代の河野憲二現京大教授と泰羅雅登現日大教授，日大時代の加世田正和さん，楠真琴さん，田中祐二さん，村田哲さん，筒井健一郎さんはじめ多くの方々にこの機会に改めてお礼を申し上げたいと思います．

　最後に今回の企画で文章を書くことが苦手な私を励まして何とか一冊の本にまとめるために骨を折ってくださった医学書院の樋口覚さんと筒井進さんに深く感謝します．樋口さんとは25年前，医学界新聞に伊藤正男先生と対談して以来のおつきあいです．セザンヌとメルロ＝ポンティという共通のヒーローをもつ仲間として私の考えのよき理解者ですが，今回，本書の巻末に「空想美術館」を付録としてつけていただけるとのことで楽しみにしています．お礼を申し上げたいと思います．また本書の表紙と各章の扉と本文のイラストにすばらしい絵を入れてくださった木村政司さんにもお礼を申し上げます．

　2006年1月

酒田英夫

目次

第1章　頭頂葉の特徴とその進化 ――――――――――――― 1
1. 秋元波留夫と Mountcastle の研究 ················· 2
2. 指令機能と遠心性コピー ······················· 5
3. 運動失調と到達ニューロン ····················· 9
4. 脳の進化と霊長類の進化 ······················ 14

第2章　頭頂連合野の構造 ――――――――――――――――― 23
1. 頭頂葉の構造と脳地図 ······················· 24
2. Mishkin と Geschwind の機能局在論 ·············· 27
3. 体性感覚と体部位局在 ······················· 30
4. サルと人間の脳地図 ························ 34
5. 身体像と身体図式 ························· 39
6. 記憶と知覚をめぐる対立点 ····················· 41
7. 頭頂葉の細胞構築地図 ······················· 47
8. 立体視の高次情報処理 ······················· 50

第3章　頭頂葉の神経結合 ――――――――――――――――― 55
1. 空間視の経路－"what"と"where" ················ 56
2. Goodale の "how 経路" ····················· 59
3. 視覚研究の最前線－Van Essen と Zeki ·············· 63
4. 地誌的障害と道順障害 ······················· 68

第4章　頭頂葉の破壊症状 ――――――――――――――――― 73
1. 視覚失認と立体感の喪失 ······················ 74
2. 運動視の障害とバリント症候群 ··················· 80

3．リーチングニューロンの障害 …………………………………… 85
　4．身体図式と姿勢図式の障害 …………………………………… 90
　5．失行とミラーニューロン ……………………………………… 97

第5章　身体図式と空間の知覚 ───────────── 103
　1．身体と空間に関するニューロンの研究 ……………………… 104
　2．von Holst の距離に関する恒常性の発見 …………………… 111
　3．追跡運動と運動制御に関する研究 …………………………… 115
　4．視覚と体性感覚の統合と多感覚ニューロン ………………… 120
　5．Hyvärinen の多感覚ニューロンの研究 ……………………… 124

第6章　運動視のメカニズム ─────────────── 135
　1．運動視と奥行き運動 …………………………………………… 136
　2．回転感受性ニューロンと"Ames の窓" ……………………… 139
　3．身体の回転と自己運動の知覚 ………………………………… 148

第7章　手の運動の視覚的制御 ───────────── 155
　1．リーチングと位置のコントロール …………………………… 156
　2．視覚の働きと手の操作 ………………………………………… 161
　3．グラスピングとプレシェイピング …………………………… 164

第8章　立体視の高次情報処理と三次元図形の知覚 ─── 171
　1．立体視の高次情報処理機構 …………………………………… 172
　2．Marr と Gibson の三次元図形の研究 ………………………… 176
　3．平面の傾きのテクスチュア …………………………………… 178
　4．立体視と 3D モデルの探求 …………………………………… 182

第9章　空間視からみる近代絵画 ──────────── 193
　1．記憶で描く三次元物体の表象 ………………………………… 194
　2．セザンヌの構図と線遠近法の修正 …………………………… 197
　3．西洋絵画と日本画 ……………………………………………… 197

4．フェルメールの秘密を解剖する ……………………… 202
　5．近代絵画とドメスティックアート ……………………… 205
　6．エッシャーの「だまし絵」を解剖する ……………… 208

文献 ……………………………………………………………… 211
あとがき ………………………………………………………… 225
索引 ……………………………………………………………… 227

空想美術館 ─────────────────── 247

第1章
頭頂葉の特徴とその進化

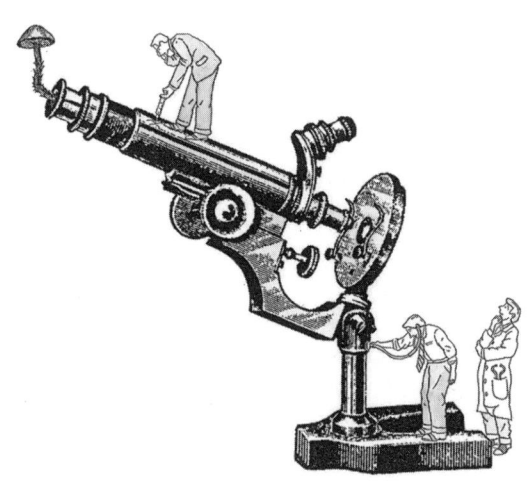

1. 秋元波留夫と Mountcastle の研究

頭頂葉の視覚機能

山鳥 酒田先生のお仕事，基本的にはその神経生理学のお仕事を『神経心理学のコレクション』の中にぜひ入れたいというふうに考えておりまして，臨床的なデータと基礎的なデータとの接点を見つけていくことが1つこの「課外授業」の思想でもあるわけですので2日間にわたり，ぜひやさしくお教えいただきたいと思いますので，「生徒」を代表いたしましてよろしくお願いいたします。

　この「課外授業」ではとくに視覚的なことを中心にお聞きするわけですけれども，その中でもやはり頭頂葉が視覚的なことに非常に重要な意味をもっているということを終始お仕事のなかで強調されてこられたのはもう酒田先生をおいてほかにいらっしゃらないわけで，その点のあたりから伺いたいと思います。

酒田 頭頂葉の視覚機能を中心に話すわけですが，今の私の興味の焦点は視覚，とくに空間視のメカニズムですから，「三次元の空間がどのようにして知覚されるか」という問題を中心にお話ししたいと思います。

　しかし空間の知覚または認知というと視覚だけに限りません，聴覚や体性感覚や平衡感覚も関係してきます。それらを全部引っくるめて自分の身体とそれを取りまく三次元の世界を認識しそれに合わせた行為をするのが頭頂葉の機能ですから話はいろいろな方向に飛ぶかもしれません。

　実は，私が頭頂葉の研究を始めたときも視覚からではなく体性感覚から入ったのです。

秋元波留夫先生の臨床講義

　一番初めにブロードマン5野というところのニューロン活動を記録したのですが，そこで身体図式と触空間の問題にぶつかったのです[1,2]。何し

ろそのころまだ連合野を生理学的に研究しようという人はほとんどいませんでした。それで生理学の論文とか教科書というものは全然頼りにならないというか参考にならなかった。頭頂葉をやり出したときに姿勢のパターンを認識している細胞があるという感じのデータが出たときに，最初に思い出したのは学生の時の秋元波留夫先生の臨床講義でした。

　ゲルストマン症候群の患者さんを臨床講堂につれて来て有名な手指失認とそれに伴う手指失行の症状を見せてくださったことがずっと印象に残っています（図1-1）。

山鳥　それは何年ぐらいなのですか。

酒田　私が医学部の4年生，卒業の前ですから，1958（昭和33年）年ぐらいですね。ちょうど内村祐之先生が退職されて秋元先生が着任されて，一連の失語症とか失認症，失行症患者の症状のデモをしてくださった。非常におもしろかった。その時に，身体失認とか身体図式の話もなさったことを覚えていたので，頭頂葉ニューロンの反応がそういう臨床症状と何か関係がありそうだなという感じをつかんだのです。

　そしてブロードマン5野（上頭頂小葉）の仕事のあとで，今度はブロードマン7野というところ，人間でいえば角回が含まれている下頭頂小葉の仕事に入ったんです。途端に非常に難しくなりました。頭頂間溝という溝

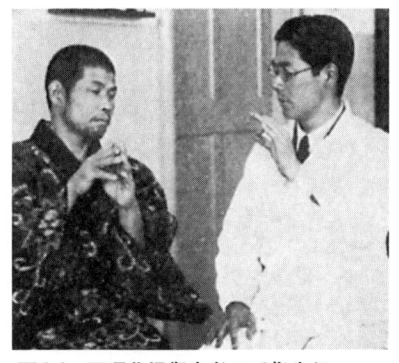

図1-1　頭頂葉損傷患者の手指失行
手指のポーズの模倣ができない（文献[10]より引用）。

を越えると体性感覚の刺激にはほとんど反応しないので,無麻酔でも筋肉を麻痺させたサルでは頭頂葉ニューロンの反応は得られません。

Mountcastle 教授の仮説

酒田 その時たまたま,前にお世話になったジョンズ・ホプキンス大学のMountcastle 教授のところに再度留学することになりました。向こうに行ってみると無麻酔で行動するサルの頭頂葉でニューロン活動を記録する実験が始まっていました。

行動するサルの頭頂葉では,手で押ボタンに触れる到達運動や眼で光スポットを注視したり追跡したりする眼球運動に一致して活動するニューロンが記録されます。

そこで Mountcastle 自身は結論として頭頂葉の機能は指令機能である,つまり目標に向かって運動を起こしたり,注意を向ける指令(コマンド)

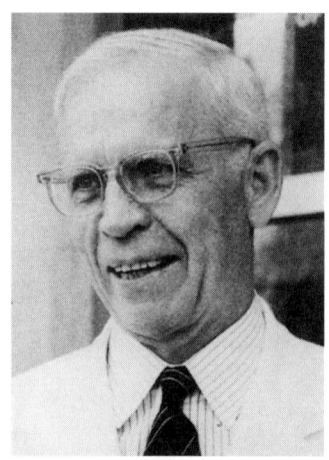

図1-2 Vernon B. Mountcastle
1918年ケンタッキー州生れ。1959〜1991年ジョンズ・ホプキンス大学教授(In. Howard IP: Seeing in Depth, I Porteous, 2002 より引用)

を出すところだと言ったのです[3]。

　しかし，私はその考え方にあまりなじまず，一番の中心はやはり知覚機能ではないか，そしてそれに基づいて手の運動をコントロールするのが頭頂葉の役割であろうと考えました。

2. 指令機能と遠心性コピー

頭頂葉の指令機能

山鳥　Mountcastle の言った指令機能（コマンド・ファンクション）だということをもう少しわかりやすく教えていただけますか。

酒田　頭頂葉のニューロンの多くはいろいろな動作や運動に伴って活動しますが，その機能は典型的な運動機能とも感覚機能とも違う。それで「全体的指令機能」という新しい表現を使ったのです。しかし，これに対してNIH の M. E. Goldberg[4] らが猛烈に反対して，頭頂葉ニューロンの反応はすべて感覚反応である，運動に伴って活動するようにみえるのは注意によって反応が増強されるためだと反論しました。

　これも極端な意見で私は賛成できませんでした。私が指令機能という表現がどうも合わないと思ったのは，1つにはやはり刺激して運動が起こる領域はほとんど中心溝より前のほうにあるからです。運動野はもちろん眼球運動だって前頭眼野があります。そういうところは弱い刺激で簡単に手や眼の運動が起きます。頭頂葉は刺激して運動が起こらないこともないのですが，強い刺激が必要です。私も刺激実験をやったことがあるのですが，一番よく起こるのは瞬目運動です（**図 1-3**）[5]。

山鳥　頭頂葉を刺激するとまばたきが起こるのでしょうか。

酒田　ええ。そうです。これは余談になりますが，脳腫瘍で頭頂葉をおかされた患者さんを脳外科の人に紹介して診てもらったときにわかったのですが，手を急に眼に近づけてもまばたきしないのです。それはつまり近づいてくるということが知覚できないためだということがあとからわかりま

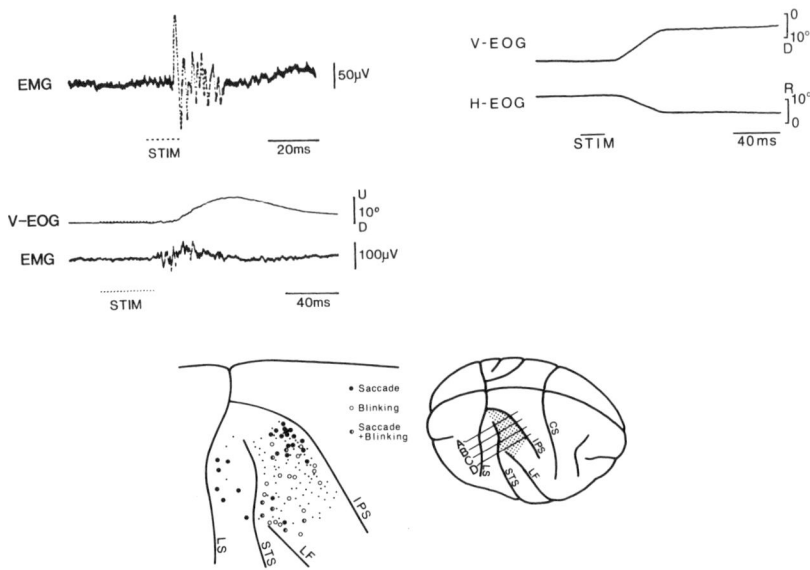

図1-3 頭頂葉の微小刺激による瞬目運動とサッケード（文献5)より引用）
左上：眼輪筋の眼電図（短潜時の瞬目）。右上：右斜下へのサッケード眼球運動の眼電図。
左下：有効な刺激部位（電極刺入部位）。

した。Holmes (1918)[6]が頭頂葉損傷による視覚的定位障害を報告した最初の論文にも瞬目運動の欠如のことを書いています。というわけで，頭頂葉刺激で運動が起こらないことはないのですけれども，閾値を見れば前のほうがはるかに低いわけです。ですから，頭頂葉から出る信号は運動の指令とはどうも違うものではないかと考えました。

遠心性コピーという考え

指令機能と別の解釈のなかでは，知覚に関係する遠心性コピー（efference copy）という考えが有力です。これはかつて Helmholtz が「無意識の推理」と呼んだ現象です。つまりわれわれが自分の意志で眼を動かすときには外界の網膜像は眼と反対の方向に動くのに外界は止まってみえます。ところが，指で横から押して動かすときには外界がぐらぐらと揺れ動いてみ

2. 指令機能と遠心性コピー　7

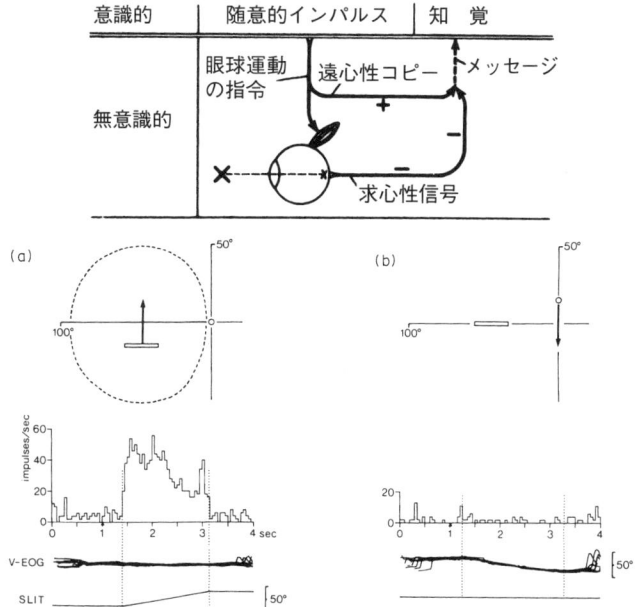

図1-4　遠心性コピーのモデルと視覚運動反応の眼球運動による抑制
上：von Holst のモデル（第5章文献4)を一部改変）。下：頭頂葉ニューロンの網膜像の動きに対する反応。a. 中央を注視，スリットの上向きの運動に強い反応。b. 注視点を上から下に追跡，スリットの網膜上の動き（下から上）には反応なし（第6章文献1) より）。

えます。これは眼を動かそうとする随意運動の指令を無意識のうちに計算に入れて網膜像の動きから差し引いて動きを知覚しているからだと考えるのです。Konrad Lorenz と同じ動物行動学者としてすぐれた業績を上げた Erich von Holst はこの現象を遠心性コピーのモデルで説明しました。**図1-4** の上の模式図がそのモデルです。眼筋に送られる眼球運動の指令のコピーが無意識の情報処理で網膜からくる反対方向（符号が逆）の動きの信号と差し引かれて知覚中枢に送られるというのです。von Holst は実際に自分の眼で眼筋の動きを止めて眼を動かそうとすると，眼は物理的に動かないのに見ている物が動いてみえることを試してみます。

　実はわれわれは頭頂葉でこの遠心性コピーに相当するような眼球運動に

よる視覚反応の抑制を見出しています。図1-4, b がその記録です。この記録は受動的視覚ニューロンと呼んでいたタイプのニューロンの反応を表しています。初めに眼が中心を固視して動かないときにスリット刺激を下から上に動かすと強い反応（平均30発/秒）が得られますが、受容野の中央にスリットを固定して眼を上から下へ動かすと，網膜像はさっきと同じように下から上へ動いているにもかかわらず，何の反応も得られません。つまり網膜像の動きに対する反応が随意的な眼球運動によって抑制されるのです。

頭頂葉の場合，遠心性コピーは単に眼の動きによる網膜像の動きに対する反応を抑えるだけでなく，もっと積極的に対象の動きや空間的な位置の知覚に役立っています。たとえば追跡ニューロンは追跡眼球運動に伴って活動するのですが，それは追跡眼球運動を起こす信号ではなくて，むしろその時に網膜上では固定している目標の動きを知覚するために運動の指令信号のコピーがフィードバックされて起こる反応だと思います[7]。それから，注視ニューロンも注視しているものの位置を知覚するために活動していると考えてよいと思います。

山鳥 指令（コマンド）というよりは遠心性コピーに近いというか，そのものかという疑問ですね。

酒田 もちろんそれだけではなく，頭頂葉に運動の視覚的制御の働きがあることを否定するわけではないのですが，初めに運動を起こす指令は運動前野や前頭眼野[8]から出ているだろうと考えたのです。

実際にあとで本当に純粋に視覚的なニューロンがつかまってきました。記録部位をだんだん前のほうから後ろへ移動していきましたら，後頭葉に近いところにいくと，純粋に視覚的ニューロンが多くなり，たとえば，奥行き運動に反応するニューロンや回転運動に反応するニューロンなどが出てきて[9]，一番最近では，立体視に関係したニューロン群がつかまりました。初めは漠然としていましたが，秋元先生の講義の時の印象から，頭頂葉はやはり知覚とか認識とかそういうことに関係が深くて，運動を起こすのが頭頂葉本来の機能ではないという直感的な判断が出てきたのではない

のかと思っています。秋元先生は『失行症』という本[10]の中で頭頂葉の破壊で起こる構成失行は失行であると同時に失認であると述べていますが，これが頭頂葉の機能の特徴をよく表しています。

3. 運動失調と到達ニューロン

最適刺激と最適動作

山鳥 それで頭頂葉のお仕事をどんどん深められていかれたわけですけれども，頭頂葉ニューロンの最適刺激や最適動作は一体どうやって見つけるのでしょうか。

酒田 われわれはニューロンの反応から機能を推測するわけですが，私が始めたころは生理学的なデータは何もないわけです。そうすると，どうやったらニューロンが反応するかということは人間の臨床の症状から想像して，こうやったら反応するのではないかということを試してみるしかありません。それを揶揄して「臨床的観察」(clinical observation) というのですけれども。最初は別に器械とか装置を使わないでいろいろやってみるわけです。たとえばエサをつかむときに反応する手操作ニューロンを調べる場合，初めは位置を変えてみるぐらいですが，そのうちにエサを指の間に挟んでサルにほじくって取らせるとか，棒の先につけて棒の傾きを変えてみるとか，コップの中に入れたエサを取らせるとかいろいろやってみて，選択的に反応する条件がわかったらそれに合わせた装置を作って実験するというのがわれわれのやり方です。

図1-5 は実験者が拇指と示指の間に挟んだエサをベニガオザルにつまみ取らせている場面ですが[11]，下の図は同じような条件でわれわれが記録したニューロン活動を示しています。指の間に挟んだエサをつまみ取るときには活発に活動しますが，手掌にのせたエサを取らせるときには活動しないのです。何か新しいニューロンが見つかるのはそういう臨床的観察の時ですね。

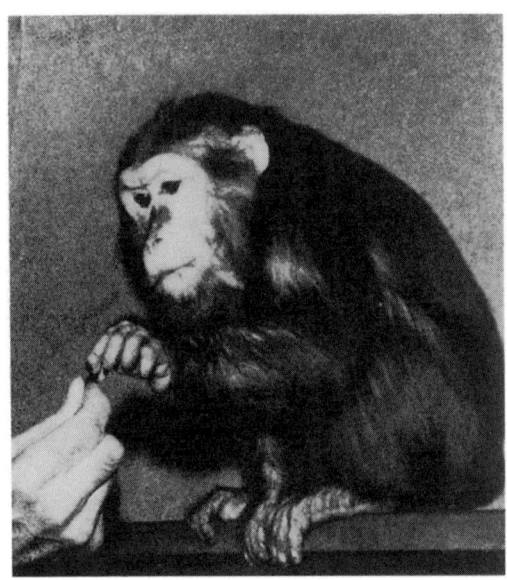
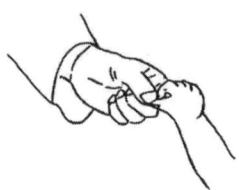

図1-5 ベニオナガザルの物をつかむ実験
上：実験者の指に挟まれたレーズンを精密把握でつかみ取るベニガオザル（文献[11]より）。下：同じ手の動作(挿図)時に活動したニホンザル頭頂葉ニューロンの記録(酒田英夫：神経研究の進歩 42：5-6, 1998より)。

山鳥　サルでも臨床的観察が結構きっかけになるということですね。

酒田　はい。要するに，臨床症状から頭頂葉はこういう機能をもっているのではないかということを類推していって，そして，実際にそれを臨床的観察で試してみるという研究スタイルが，頭頂葉には合っていると思い

ます。
山鳥 なるほどね。

視覚性運動失調と到達ニューロン

酒田 下頭頂小葉の実験の最初のヒントはやはりバリント症候群[12]です。これはご存知のように，両側頭頂葉に大きな損傷のある患者で精神性注視麻痺，視覚性運動失調と視覚的注意障害の3つの症状が同時に起きた症例です（図1-6）。精神性注視麻痺が注視ニューロンやサッケード・ニューロンの発見のヒントになっていますし，視覚性運動失調が到達ニューロンの発見のヒントになっています。

　視覚的不注意の症状は多くの人が頭頂葉の最も重要な機能は選択的注意であると考える根拠になっています。私も到達ニューロンを視覚性運動失調と結びつけて考えました。運動失調というのは運動を起こす指令が出ないからではなく，目標の位置に手の位置を合わせることができない運動の知覚的制御の障害によると考えるのが妥当ではないでしょうか。ですから，頭頂葉の破壊による運動症状には運動失調という言葉が非常にぴったりです。

山鳥 運動失調ですか。

酒田 ええ。実は大脳皮質の中で頭頂葉だけに限って運動失調という言葉を使うのですね。麻痺とか不髄意運動ではなくて運動失調か失行なのです。もともと運動失調をよく使うのは小脳症状です。ですから，小脳の運動失調と頭頂葉の運動失調に共通点があるわけです。到達運動の障害はその典型です。もっと一般的に，小脳が関係した非常にスムーズで微妙な運動のコントロールには頭頂葉が関係しているのではないかと思います。そういう考えも結局，臨床研究が先ですね。

山鳥 そういう話を伺うと，臨床家はうれしくなるのですけれども。

酒田 そういう意味でHolmesの臨床研究もずいぶん参考になりました。ただし，BálintとHolmesの見方の重要な違いに気がついたのです。つまりBálintが運動機能の障害とみた症状をHolmesは知覚の障害として

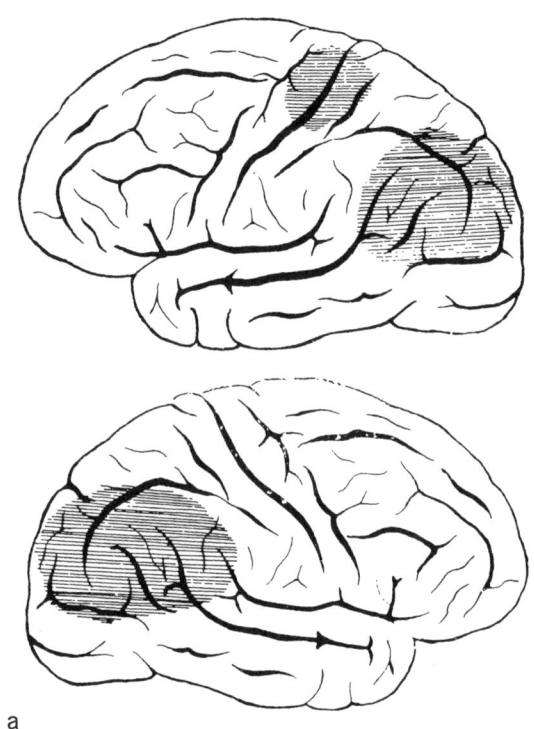

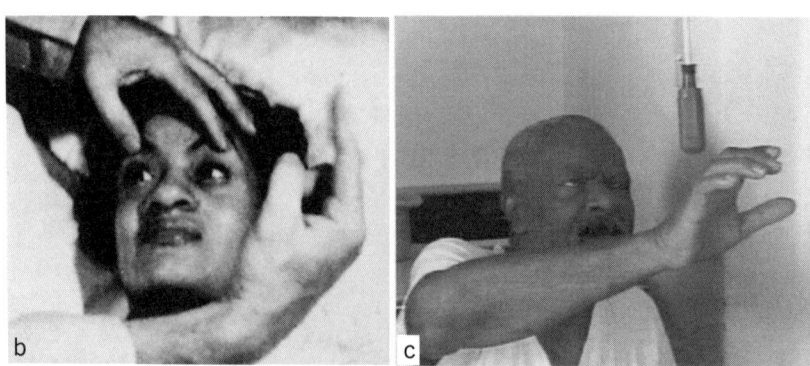

図1-6 バリント症候群の病巣と症状
a：Bálint（1909）の症例の病巣。左右の頭頂葉に角回を中心にした病巣が後頭葉背側部に及ぶ(文献[12]より)。b：精神性注視麻痺，左側の検者の手指に眼を向けられない(Cogan DG：Br J Ophthalmol 49：281, 297, 1965より)。c：視覚性運動失調，ドライバーの柄を注視しているのに手はそれより遠くを模索する(第4章文献[16]より)。

とらえています。これについてはあとで述べます(第4章，74～77頁参照)。

頭頂葉の研究を始めた契機

山鳥 話がずいぶん先のほうへいってしまいましたが，ここで本論に入る前に先生が頭頂葉の研究に入られたきっかけについてもう一度詳しく伺いたいと思います。

酒田 私が頭頂葉の研究を始めたのは京大の霊長研でした。何しろ1969年ころ私がいた大阪市立大学の基礎医学の建物が大学紛争で封鎖されて荒れ放題でしたので，霊長研の共同研究に応募してサルの実験を始めました。時実利彦先生が兼任教授で先輩の久保田競先生が助教授だったので，心よく受け入れてくださってずいぶんお世話になりました。

　連合野の研究をしようという計画は大学院生のころから考えていましたが，頭頂連合野に的を絞ったのはやはり Mountcastle 教授のところで体性感覚野の研究をしてきたからです[13]。1968年ころ留学中に，第一体性感覚野（SI）で皮膚の表面の動く刺激に反応し方向選択性のあるニューロンが見つかり，とてもおもしろいと思ったのですが，Mountcastle 先生はあまり興味を示してくれませんでした。

　それなら思い切って，高次の領域を調べたらもっとおもしろいニューロンが見つかるかもしれないと思って，日本に帰ったら SI のすぐあとのブロードマン5野の研究をしようと決心して帰国しました。ブロードマン5野は連合野なので麻酔すると反応しなくなくなってしまいますから，無麻酔のサルを使って研究をしました。ただし，Mountcastle 先生のところで習ってきた方法というのは，サルに痛みを与えないようにあらかじめ頭の骨にセメントでチェンバーを埋め込んでおいて，間接的に頭を固定するというやり方で，あとは flaxedil で筋肉を麻痺させて，人工呼吸下で実験しました。それで，いろいろな姿勢パターンに対応するようなニューロンがとれてきました。

山鳥 麻痺した動物の手足をこちらで動かしていろいろな姿勢をとらせるわけですか。

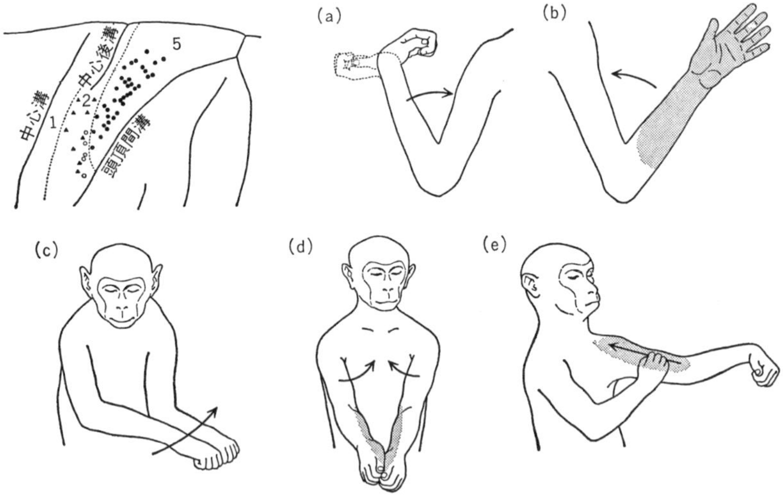

図 1-7　上頭頂小葉ニューロンの最適刺激
a, c は関節組み合わせニューロン。b, d, e は関節皮膚組み合わせニューロン，そのうち d が合掌ニューロンと呼ばれた（酒田英夫：科学 53：229-237, 1983 より）。

酒田　ええ。全部受動的な動きです。関節や，皮膚の感覚刺激です。しかし，単純にただ触ったとか曲げたとかということでは反応が出ません。複数の関節の組み合わせである姿勢パターンをとらせたときにだけ反応が出てくる（図 1-7）。それで一番代表的なものが合掌ニューロンです。これは両側の肩関節を内転して左右の手掌を擦り合せるという複雑な組み合わせ刺激が最適刺激でした。

4. 脳の進化と霊長類の進化

霊長類の特徴
酒田　霊長研で研究を始めたので，霊長類の脳の進化に興味をひかれました。霊長研の隣りにモンキーパークという動物園があって，世界中から集めた珍しいサルがたくさんいるのでよく見物に行きました。

4. 脳の進化と霊長類の進化　15

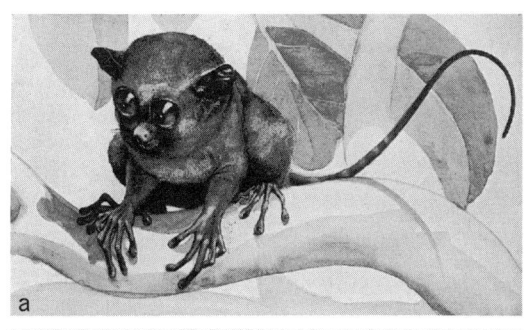

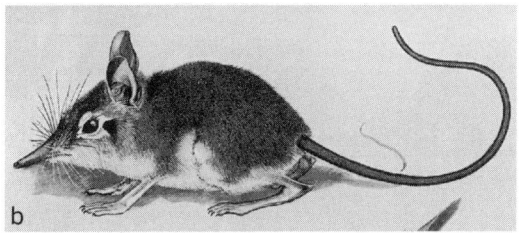

図1-8　メガネザルとゾウトガリネズミの特徴
a：メガネザル，前を向いた大きな眼と指で物をつかめる手が特徴。b：ゾウトガリネズミ，眼は横を向いたパノラマ眼。前趾は鉤爪，長く伸びた鼻が特徴（文献[17]より）。

　暗い部屋にいろいろな原猿類がいました。霊長類の特徴は立体視と，物をつかめる手と大きな脳の3つであるといわれています[14]。この3つの特徴を原始的なサルも備えていることを非常に強く印象づけられました。いろいろなサルを見て霊長類の本を読むと，一番霊長類の根っこにあるのがメガネザルだという話が出てきました（**図1-8，a**）。それと対比されるのがゾウトガリネズミです（**図1-8，b**）。両方ともほぼ同じ大きさですが，メガネザルは大きな眼が完全に前を向いて立体視が発達していて，手の指もかなり発達して平爪(ひらづめ)で物をつかむことができます。一方のトガリネズミは眼が横に付いていて，いわゆるパノラマ眼で視野は広いが，立体視はあまりできない。前趾の発達も悪く，鉤爪(かぎつめ)で物はつかめません。そのぶん鼻がよく発達しています。しかも初めて大脳皮質に頭頂連合野と名づけられ

た領域が現れるのがメガネザルです[15]。

山鳥　メガネザルなどもそのモンキーパークにはいるのですか。

酒田　メガネザルはいませんでしたが、他の原猿類はいろいろいました。ホソロリスとかポットーとかギャラゴとかいろいろいて、みんな眼が大きくて前を向いています。正月のテレビでメガネザルを初めて見ましたが、目と手だけでなく足の跳躍力がすごいんですね。ピョーンと跳んで、両手でバッタをつかまえる早業は見事でした。

立体視と捕食

酒田　あとで知ったことですが、霊長類の脳の進化は何がきっかけで起こったかという仮説のなかで、樹上生活で木の枝をつかむために握る手が発達し、それに伴って立体視も発達したという説が初めは有力でした。ところがある時から、そうではなく、目で見て獲物をつかまえるようになって霊長類が進化したという説が有力になりました[16]。

山鳥　捕食ということですね。

酒田　ええ。捕食です。そういう機能をもったということがその後の脳の進化を進めるに決定的な原動力になったという考えですね。その2つの機能すなわち、手の把握運動と立体視は頭頂葉と一番関係が深いのです。

山鳥　先生が今おっしゃった捕食ということは、手を使った捕食という意味ですね。

酒田　おっしゃるとおりです。

山鳥　手がなければ何だって視覚的に捕食していますよね。そういう意味ではないのですね。

手の使用と視覚野

酒田　そうです。手を使うというところが大事で、眼そのものは一番いいのが猛禽類ですね。猛禽類はものすごく視力もいいし、立体視もすごく発達している[17]けれども、猛禽類は前肢が翼になっているから手が使えません。獲物を処理するにはもっぱら嘴を使います。

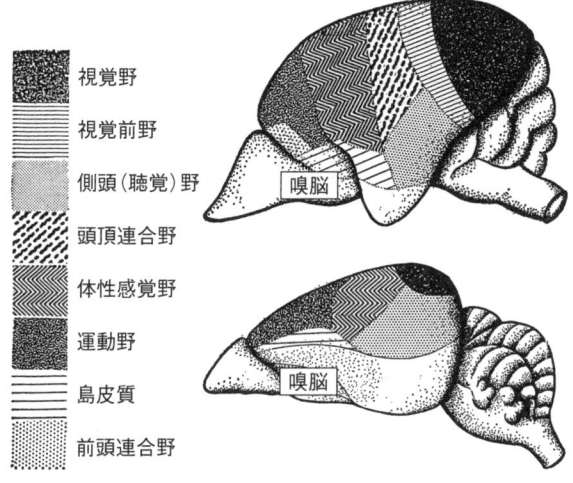

図 1-9 メガネザルとゾウトガリネズミの大脳皮質
(文献[15]より一部改変)
メガネザルには視覚,聴覚,体性感覚野に囲まれた頭頂連合野がある。ゾウトガリネズミの視覚野は小さく,連合野はほとんどない。

山鳥 脚はつかむだけですからね。

酒田 肉食獣の場合も爪が引っかいて壊すような鉤爪ですから,器用な操作はできません。霊長類は中心視で立体視が一番正確にできるところで手を動かすという能力を獲得した。そのことがその後の進化にものすごく影響を与えているということですね。その影響が最も強く表れているのが視覚野と頭頂葉です。霊長類のメガネザルと原始的な食虫類のゾウトガリネズミの脳の機能局在を比較すると,**図 1-9** のようにメガネザルでは視覚野が非常に大きくなり,体性感覚野との間に頭頂連合野が出てきています。

メガネザルとマカクザル

田邉 知能的には,メガネザルとマカクザルの間に何か差があるのでしょうか。

酒田 大きさも違いますし,メガネザルは手の発達も未熟で細い指で,マ

カクザルほど器用ではないようです。つかむぐらいしかできなくて，細かい動作はできないと思います。

田邉　マカクザルのほうはもっとできるのでしょうか。

酒田　マカクザルはすごく器用で，ニホンザルはミノムシの殻を裂いて食べるといわれています。それからヒヒも器用なのですね。バブーンはサソリをつかまえて針を抜いてしまう。そういう器用さというものはやはりかなり手が発達していないとできないですね。

アファール猿人から始まった二足歩行

山鳥　それは先生の仮説では頭頂葉と関係しているということですね。

酒田　そうです。立体視と手の細かい運動というものが結びついたところに霊長類の最初の進化の原動力が生まれたのだと思います。

　マカクザルは二足歩行はしませんけれども，細かい作業は，木の株などに座ってできます。尻だこがありますから座っていれば，両手が自由に使える。両手を目の前で使っていろいろな細かい操作ができます。

　人間の祖先としては，アファール猿人と呼ばれる，アウストラロピテクス・アファレンシスがまず二足歩行を始めて骨や石のかけらを道具に使ったということになっています。少し古い話ですけれども，そのアファール猿人の頭蓋骨の鋳型を調べた人がいて，脳の溝の位置からこれはやはり頭頂葉がその時期に拡大して視覚野が内側面に隠れたと推定されています（**図1-10**）[18]。

　二足歩行で手が自由に使えるということからヒト科の動物としての基本的機能がまずできあがったといわれています。アファール猿人は脳の大きさはチンパンジーとあまり変わりません。

ホモ・ハビリスからホモ・サピエンスへ

山鳥　200万年ぐらい前ですか。もっと前ですか。

酒田　400万年前といわれていますけれども。脳重量は400gぐらいです。次に，270万年前にロブスト猿人というのが現れて脳の重量は500g

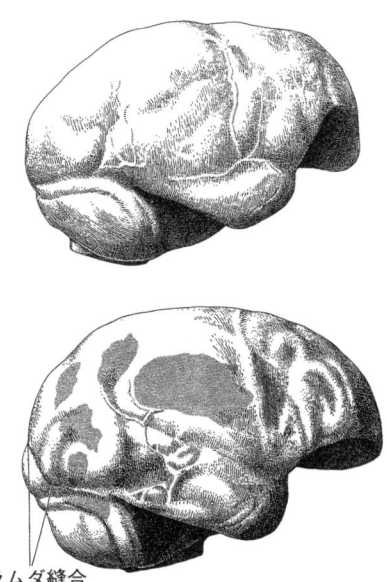

ラムダ縫合

図 1-10 チンパンジーとアファール猿人の頭蓋の鋳型（文献[18]を一部改変）
どちらも約 400 g で大きさは同じだが，アファール猿人のラムダ縫合が後端に寄って，頭頂葉が拡大したことを示す。

あったが，Susman 博士によると，それより重要なのは拇指の発達で，これで石器の製作が可能になったと考えられています[19]。ただし，ロブスト猿人は顎がしっかりして臼歯も備え頑丈な頭蓋骨をもち，硬くて繊維の多い植物を食べていたから脳の発達は制限されていました。その後 230 万年前に現れたホモ・ハビリスは脳の大きさが 600 g で猿人ではなく，原人と呼ばれホモ・サピエンスと同じ属に入れられています（**図 1-11**）[20]。

　ホモ・ハビリスになってはじめて刃の付いた本格的な石器が製作できるようになったと推測されています。それで盛んに狩りをして厚い皮を切り開いて肉を食べることができるようになり，咀嚼の負担が減って脳が拡大する余地ができたと推測されています。その後間もなく，ホモ・ハビリス

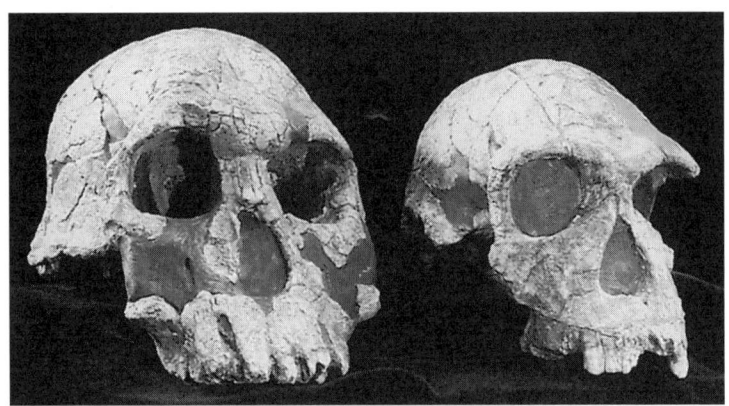

図 1-11　ホモ・ハビリスの頭蓋
脳の大きさは約 600 g となり手の拇指の発達が著しく，本格的な石器を作った。
(Stringer CB：In. Jones S, et al(eds)；Cambridge Encyclopendia of Human Evolution, Cambridge Univ Press, 1992 より)

からホモ・エレクトスが生まれました。

　その体の大きさは現代の人とあまり差はないが，脳は約 800〜900 g で現代の人の 2/3 の大きさです。今から約 50 万年前にヒト科の脳重と体重は再び増加し始めて，ネアンデルタール人と初期のホモ・サピエンスが誕生しました。

　この脳の拡大の契機になったのが 100〜50 万年前の間に始まった火の使用による調理の発明ではないかといわれています[21]。調理によって栄養の量も質も向上して，エネルギーを必要とする脳を支えやすくなり，咀嚼の負担もさらに減ったからでしょう。ともかく人間の脳の進化の初めの時期に，前頭葉よりはむしろそれより後ろの頭頂葉を中心に発達したことは確かです。それは言葉の機能よりはむしろ道具を使って狩りをするという機能に関係が深いのではないかと思います。

酒田　ホモ・サピエンス・サピエンスはネアンデルタール人よりも前頭葉が発達したのではないかということが頭蓋骨の形からいわれています。

河村　なるほど。頭蓋骨の形でわかるというわけですね。

酒田　ええ。形から推測するということですね。

前頭葉の発達と言語の使用

山鳥　以上のことをまとめますと，まず頭頂葉が進化して，道具を作り，道具を使う手の働きが発達した。そのあとで前頭葉が進化して，現在のホモ・サピエンスというものになってきたということでしょうか。

酒田　前頭葉が発達したということについては，言語の発達が大きな原因になっている可能性が高いと思います。発話に関係する舌の能力の目安になる舌下神経管の太さは少なくとも30万年前に現代の人間と同じ大きさに到達したといわれています。これには調理によって咀嚼の負担が減ったことが大いに役立っているに違いないと思います。

　ゴリラが代表ですけれども，咀嚼筋のためにものすごくボリュームを取られていますね。顎とかそういうものをがっちり作らなくてはいけないから，それで口の中の自由な空間があまりなくて，舌が滑らかに動かない。

山鳥　しかし，本当にDarwinの進化論でいうと，そういうふうに咀嚼筋がいらなくなって脳が発達してきたとか，手が使えるようになったから頭頂葉が発達したとかというよりは，逆にたまたま脳が大きくなったからそういうことができたのではないかという，そういう考えもありますね。

酒田　それは大変おもしろい考えですね。ごく最近，人間の脳が大きくなったのは約240万年前に起こった突然変異で顎を動かす咀嚼筋が減ったからだという研究が発表されました[22]。この時期はちょうど，ホモ・ハビリスが生まれた時期に一致します。

第2章
頭頂連合野の構造

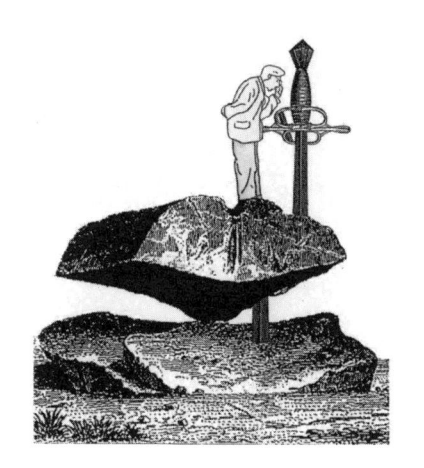

1. 頭頂葉の構造と脳地図

頭頂葉の構造と機能

山鳥 今までのお話で，頭頂葉というものが進化的にいっても非常に大事な場所だということがわかりましたが，そもそも頭頂葉というものは大脳の構造上からいうとどういう特徴があるのでしょうか。

酒田 私が頭頂葉と言っているのは頭頂連合野のことですけれども，連合野は Flechsig が髄鞘発生の研究で発見した系統発生的に新しい大脳皮質の領域です（図 2-1)[1]。彼は前連合野と後連合野とに分けました。

大ざっぱにいって，前連合野は運動と行動の指令を出す出力側で，後連合野は情報を受けて，知覚し認識する入力側になります。そして後連合野は結局，頭頂連合野と側頭連合野に分かれる。頭頂連合野の位置づけとしては 1 つは体性感覚野と視覚野の間にあるので，やはり皮膚や関節の感覚と視覚を結びつけやすい位置にある。

もう 1 つは中心溝に近いから，運動との関係が非常に密接です。ですから，頭頂葉の働きが主に知覚とか認識であっても，それは運動あるいは動作の制御と非常に深い関係があります。

これに対して，側頭葉がつながっているのは前頭葉の中でも眼窩前頭回のように情動に関係の深い領域と扁桃体を中心とする大脳辺縁系ですね。それはむしろ，餌を食べるとか攻撃をするとかそういう情動的な行動に関係が深く，要するに見たものが何であるかということを認識してその行動的意味を判断するということが先決になっているような領域です。

上頭頂小葉と下頭頂小葉の脳地図

頭頂葉はそういう意味ですべて，Michael Arbib の言う動作指向性知覚に関係しています[2]。同じ知覚するにしても，動作に必要な情報を集めて，処理をする働きが中心になります。

1. 頭頂葉の構造と脳地図　25

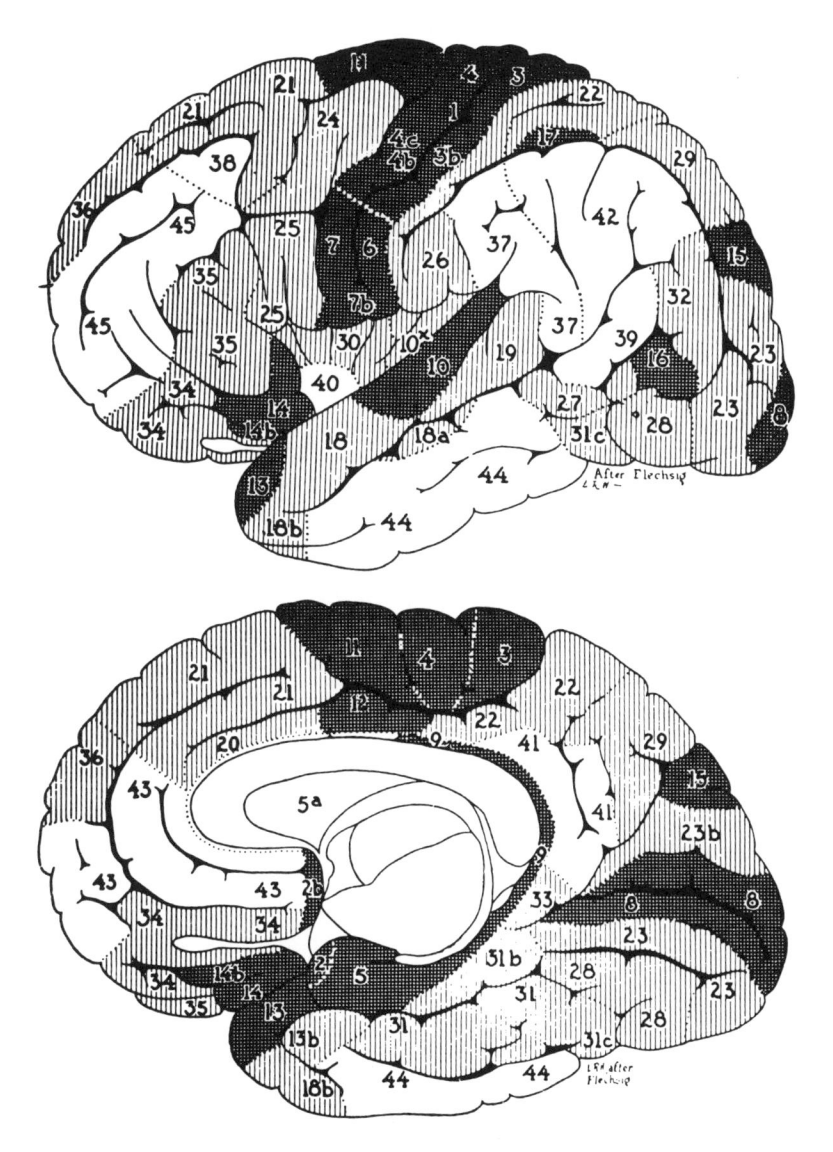

図 2-1　大脳皮質の髄鞘発生地図（von Bonin G：Essay on the Cerebral Cortex, Thomas, 1950 より）
大脳皮質の領野による有髄線維の髄鞘の発達の違いによって 45 番までの領域を分けた。格子縞が投射野（感覚野と運動野），縦縞が周辺野，白が中心帯。

山鳥 頭頂葉を考えるときに，われわれ臨床であまり動物を知らない人間は基本的には上頭頂小葉と下頭頂小葉に分けて考えますが，ああいうはっきりした上と下との2つの大きな領域が頭頂葉にあるということはサルなどでもはっきりわかっているのでしょうか．

酒田 そうです．初めはサルと人間のホモロジー（相同性）はよくわから

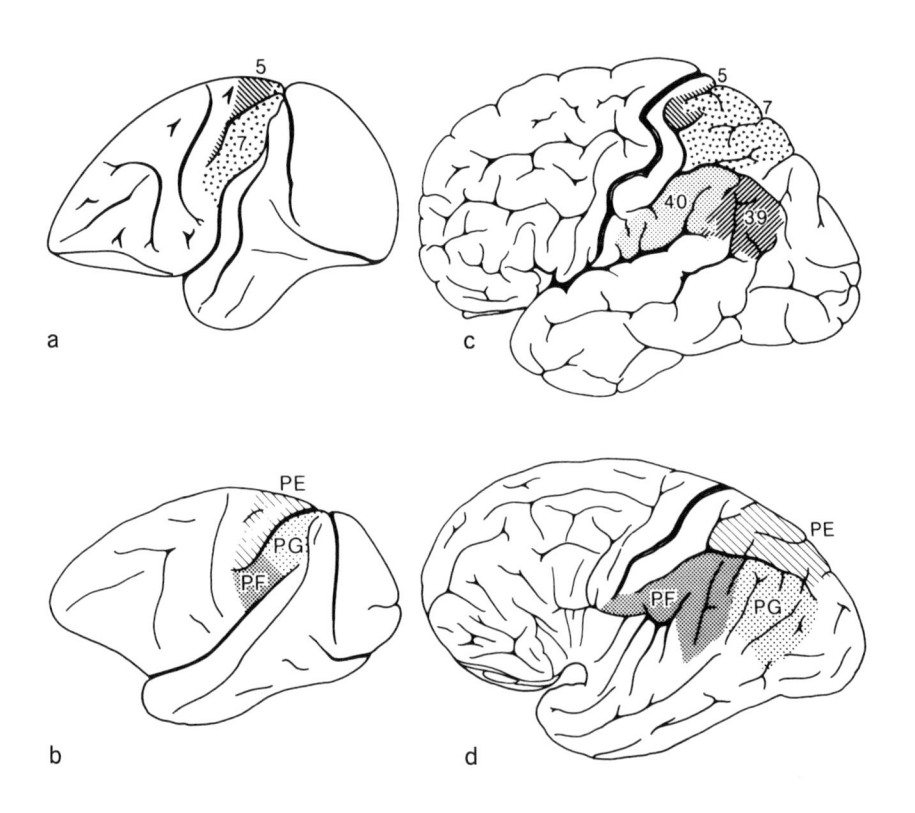

図2-2 人間とサルの頭頂連合野の細胞構築領野
a：サル，c：人間の Brodmann による区分．b：サルの von Bonin & Bailey による区分．d：人間の von Economo による区分．b，d は同じクライテリアによる分類（Andersen RA：In. The Handbook of Physiology, Section 1：The Nervous System Vol. V, Higher Functions of the Brain Part 2, Am Physiol Soc, 1987 より）．

ない時期があったのです。ブロードマン細胞構築地図[3]では，人間の上頭頂小葉は7野になっていますね（図2-2, c）。ところが，サルでは7野は下頭頂小葉なので私も初め合わないと思いました（図2-2, a）。その後 von Economo（人間）[4]と von Bonin & Bailey（サル）の地図[5]を比べれば，全部同じ記号が付いています（図2-2, b, d）。上頭頂小葉はPEで，下頭頂小葉のほうはPF，PGですから，完全に対応づけができています。実際の機能も非常によく似ていると思います。似ているということは最近の functional MRI などの脳機能画像の仕事でもますますはっきりしてきました。

基本的には上頭頂小葉は体性感覚とのつながりが強く[6]，下頭頂小葉になると体性感覚との直接的なつながりが薄れて，視覚的な要素のほうがはるかに強く，視覚と運動が直接結びつくという感じになっています。運動が結びつくのは，前頭葉と頭頂葉をつなぐ非常に強い線維結合による相互作用です。図2-3 に示す連合線維の束で頭頂葉は前頭葉の背外側部とつながり，側頭葉は鈎状束を介して眼窩前頭回とつながっていることがわかります。

田邉 それは下頭頂小葉のほうですか。
酒田 下頭頂小葉のほうがその傾向が強いですね。

2. MishkinとGeschwindの機能局在論

Mishkinの「2つの視覚系」

山鳥 医学部時代から頭頂葉の理解というものは必ず体性感覚領域の後方にあるから，基本的にはあれは体性感覚系で，後頭葉は視覚野のすぐ前にあるから視覚領で，それから側頭葉は聴覚野の近くにあるからこれは聴覚領でというふうに，非常に杓子定規に頭頂葉イコール体性感覚，後頭葉イコール視覚，側頭葉イコール聴覚という入り方をしていたと思うのですけれども，そういうのはもう今や全然だめだということなのでしょうか。

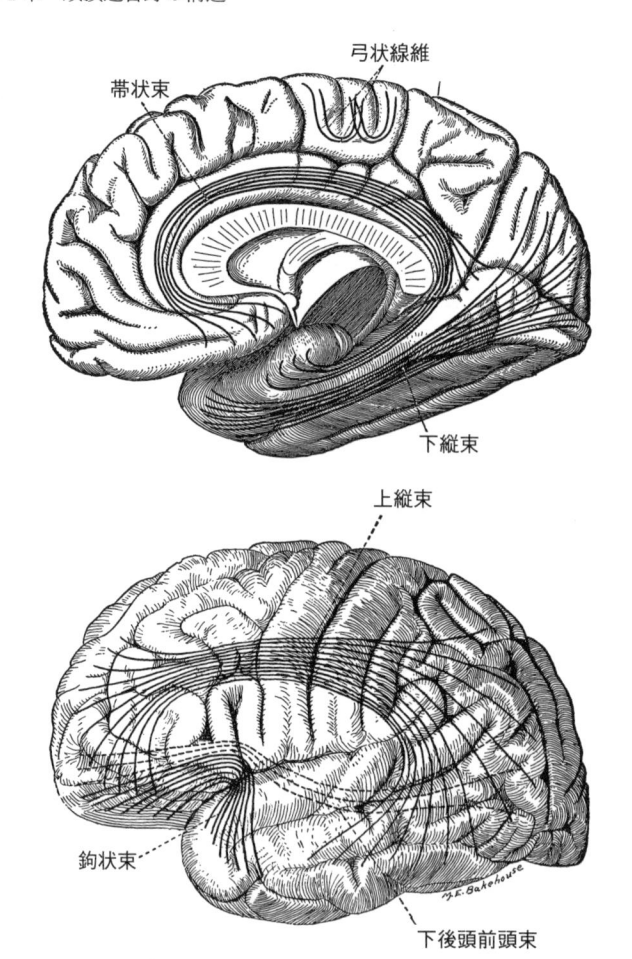

図 2-3 長い連合線維 (Ranson SW, Clark SL：The Anatomy of the Nervous System, Saunders, 1959 より)
前連合野と後連合野を継ぐきわめて長い連合線維の束。

酒田　そうですね。結局その辺の考えを変えさせたのは「2つの視覚系」という考え方です。図 2-4 のように第一次視覚野（OC）から出た大脳皮質の視覚経路は視覚前野（OA）で背側経路と腹側経路の2つに大きく分かれ，背側経路は下頭頂小葉（PG）に投射し，腹側経路は下側頭皮質（TE）に投射することが明らかになりました。NIH の Mishkin と Un-

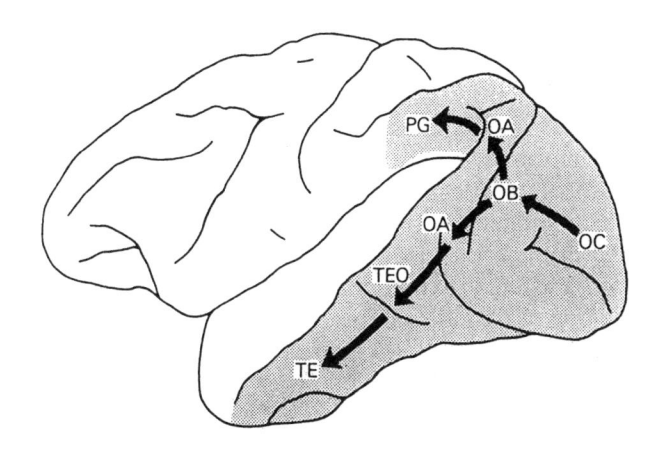

図2-4 2つの視覚野（文献7)より）
大脳皮質の視覚系は第一次視覚野（OC）から出て腹側に向かい、側頭葉の下側頭皮質のJEO、TE野へ投射する腹側経路と下頭頂小葉のPG野に向かう背側経路に分かれる。

gerleider[7]が言い出したことなのですけれども、彼らは最初は側頭葉を中心に破壊実験をやって下部側頭皮質が対象の視覚的認識に関係する領域であることを明らかにしました。次に**図2-4**のように側頭葉と頭頂葉を比べてみると頭頂葉の破壊では位置識別の課題ができなくなり、どうやら空間視に関係しているらしい。側頭葉の破壊では物体識別ができなくなるから、対象の認識に関係があるという具合に2つの系統にMiskhinとUngerleiderは分けた。それで頭頂葉の機能というものが非常にわかりやすくなりました。

Geschwindの「連合野の中の連合野」

山鳥 もう1つの頭頂葉の単純な理解というものがありまして、1965年のNorman Geschwindの考え[8]が一番インプリントされているわけです。要するに下頭頂小葉、39野、40野というものは体性感覚の連合野が押し延べられ、それから、視覚連合野が押しのけられ、聴覚連合野が押しのけられ、そこにtrimodal（三感覚性）の聴覚と視覚と体性感覚の連合野を

さらに連合する連合野として考えられてきました。

酒田 ええ。「連合野の中の連合野」という考え方ですね。

山鳥 ああいう考え方はもう古いのでしょうか。

酒田 Geschwind の時代には異種感覚を統合するのが連合野の中心的な機能だという考えが支配的でした。今では視覚だけでもいろいろなカテゴリーの情報が別々の領域で処理され，それがまた統合されるという複雑な情報処理のしくみがわかってきました。そうなると，異種の感覚情報を統合するのが連合野の機能であるという考えだけでは理解できなくなってきた。とくに側頭連合野のかなりの部分が視覚連合野であることがはっきりしましたから側頭葉が聴覚連合野という考えは間違いです。

3. 体性感覚と体部位局在

体性感覚と視覚の多感覚領域

河村 先生の先ほどのお話だと上頭頂小葉は unimodal（単一感覚性）ですね。

酒田 unimodal が大部分なのですけれども，後ろのほうは視覚と体性感覚が重なって bimodal（二感覚性）です。さらに VIP という領域が，頭頂間溝の底部にあって，そこは体性感覚と視覚が重なった多感覚領域です[9]。

河村 頭頂間溝の壁ですか。

酒田 そうですね。上下の壁にまたがっている領域です。それともう1つは，最近2つの聴覚系という考えが出てきて，聴覚系もやはり，空間とパターンとに分れていることがわかりました。それで，空間に関する，つまり音源定位の機能をもつ領域は頭頂葉につながっていることがわかってきました。

河村 上頭頂小葉の前のほうは unimodal なので，連合野といわないほうがいいのではないでしょうか。

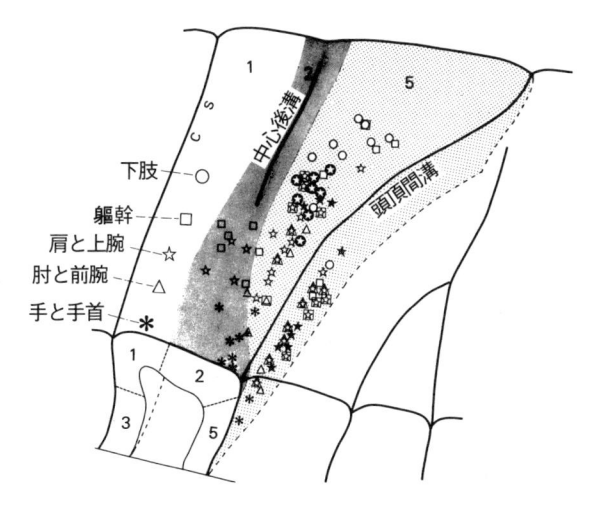

図 2-5　5 野ニューロンの受容野の重なり
第一次体性感覚野の整然とした配列が失われる（第 1 章文献[2]より）。

酒田　いや，連合野といっていいと思います。というのは，体性感覚野は最初の入り口が 3 b 野です。それから深部感覚は 3 a 野に入ります。それから 1 野，2 野と階層的な神経結合があって，そこまでに一応体性感覚の基本的な情報処理が行われます[10,11]。

　第一次視覚野（17 野）と対応するのは 3 a,3 b 野で 1 野,2 野は視覚前野（18 野,19 野）と同じ位置づけになります。しかし，ここまではきちんとした体部位局在が保たれています。

　ところが 5 野に入ると**図 2-5** に示すように受容野の重なりが多くなってきちんとした体部位局在が失われます。この図は私がサルの 5 野の体性感覚ニューロンを研究したときに各ニューロンの受容野をプロットした図です。5 野では前腕と上腕，上肢と体幹，上肢と下肢にまたがった受容野をもつニューロンが非常に多く，両側性の受容野をもつニューロンもかなりありました。この点が 1 野，2 野と著しく違い，より高次の処理をしているわけです。

　視覚系の場合も実は同じです。視覚前野と，連合野と何が違うかという

と，結局，視覚の場合も網膜部位局在です。局在性の地図があるかどうかで分かれます。視覚前野という領域はまだその網膜部位局在性の地図があるのです[12]。連合野に入るとそれがなくなる。しかし，連合野でも後ろのほうは unimodal です。とくに側頭葉の後ろのほうの TEO, という領域なども純粋に視覚的領域です[13]。

部位局在的連合野

山鳥 unimodal であっても最初の体部位地図（somatotopic），網膜部位地図（retinotopic），その非常にはっきりしたローカルな性質をもっているところは視覚前野で，連合野というものは視覚連合野という呼び方があるし，体性感覚連合野という呼び方がありますから，連合野という言葉を使うことはいいわけですね。

酒田 視覚前野のことを視覚連合野と呼んでいる人がいるので紛らわしいのですけれども，網膜部位局在が失われるところから連合野が始まるとすべきです。

河村 より正確にいえば，視覚の場合は前野だし，体性感覚の場合は後ろに位置しますから，後野ということになります。周辺野といって multi-modal な連合野とは分けて考えたほうがいいのかなと思ったのですけれども，そうではないのですか。

単一感覚領域と多感覚領域

酒田 そこのところが「2つの視覚系」の考えで変わってきたのです。単一感覚性の視覚領域がぐっと拡がり，多感覚領域（multimodal area）はずっと限られた領域だということがわかったわけです。たとえば，サルの側頭葉には図 2-6 のように上側頭溝の壁に沿って多感覚領域（STPa と cSTP）がありますが[14]，それ以外に運動視に関係する MT, MST[15] や手の動作を見て視覚的に反応する TEa[16] など視覚連合野に属する領域があります。

　体性感覚系も同じでブロードマン 5 野では体部位局位が曖昧になり，広

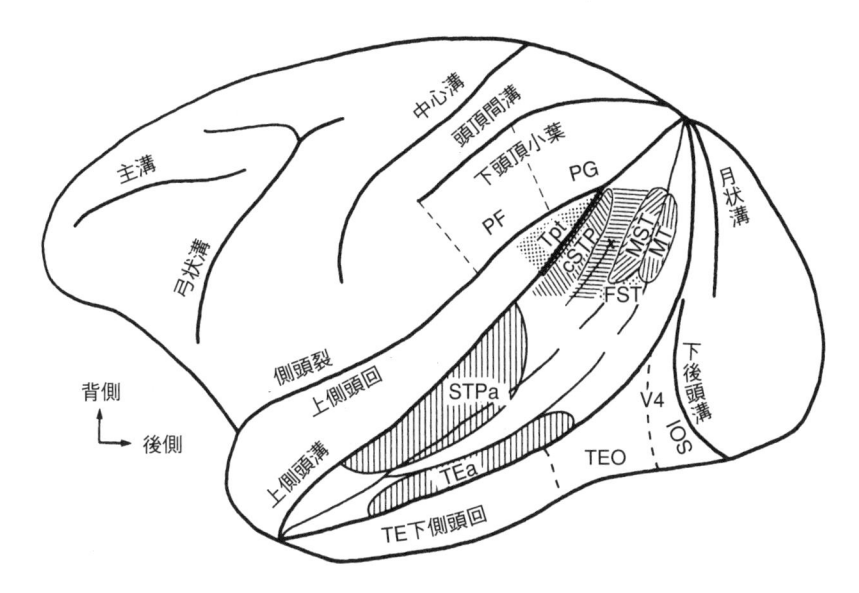

図 2-6　上側頭溝の多感覚領域とその周辺（文献[14]を改変）
cSTP：後部上側頭溝多感覚領域，STPa 前部上側頭溝多感覚領域，TEa：手の動作を見て反応する細胞の領域。MT，MST は運動視の領域。

い受容野と複雑な性質をもつニューロンが多くなるので，感覚周辺野というよりは連合野と呼ぶほうがふさわしいと考えます。

　もう1つはやはり知覚は意識に上るけれども，単純な感覚は意識に上りにくいということがあります。逆に麻酔をしても体性感覚野とか視覚前野までは活動が記録され，刺激に反応するけれど，その時の反応は意識に上らないのです。それに対して連合野のニューロンは覚醒状態でないと活動しない。ですから，われわれの意識に上る知覚は連合野のレベルで起こっている現象だと思っているのです。

山鳥　なるほどね。

4. サルと人間の脳地図

Flechsig の脳地図

河村 酒田先生に「反抗」するようですけれども，Flechsig の髄鞘発生地図で見ると上頭頂小葉は白くないですね。つまり中心帯には入っていません。

酒田 そうなのです。周辺帯の中に入っています。

河村 ですから，正確にいえば，連合野というのは Flechsig の地図で白く抜けた中心帯をいうのかと思ったのですが，これは勝手な解釈ですか。

酒田 Flechsig は周辺帯と中心帯と両方含めて連合野と呼んでいます。ただ，Flechsig の脳地図では周辺帯がずいぶん広くて，たとえば上側頭回のブロードマン 22 野も全部周辺帯に入っていますが（図 2-1 参照），この中にはウェルニッケの感覚性言語野も含まれていて，明らかに聴覚周辺野ではなく連合野のレベルです。おそらくは聴覚性の単一感覚性連合野であろうと思います。

河村 頭頂連合野と，図 2-1 で示されている白い部分が関連があることがわかりました。また周辺野と連合野というのは分けなくていいということでわかりました。

酒田 私が言いたいのは Flechsig が周辺帯を広く取り過ぎていて，本来中心帯と同じ意味で連合野に入れるべき領域まで周辺帯に分類してしまっているので，部位局在性を考慮して見直しが必要だということです。もう少し例をあげると Broca の運動性言語野はブロードマン 44 野とブロードマン 45 野に分かれますが，ブロードマン 44 野は運動前野に含まれ周辺野とみなせますが，ブロードマン 45 野は前頭前野に含まれ，連合野に入れるべきです。視覚系でも側頭葉の紡錘回が周辺帯に入っていますが，この中には紡錘回顔領域など高次の領域が含まれていて連合野に入れるべきです。

サルと人間の脳地図を比較する

山鳥 ここでもう一度確認したいのですが，人間の39野，40野というのはサルでも明らかにあるのでしょうか。

酒田 そうです。Geschwind (1965) は，Crosby (1962)[17]やCrtichley (1953)[18]を引用して下頭頂小葉のブロードマン39・40野は人間で新しく発達した領域でマカクザルには認められず，類人猿でも痕跡的にしか存在しないと述べていますが，これは誤解だと思います。

最近，機能的脳地図 (brain mapping) を研究している人達がBrodmannの地図を使うものですから，人間の下頭頂小葉はサルにはないという考えを述べている人がいますが，あれは間違いだと思います。Economo & Koskinasの細胞構築地図と同じ組織学的なクライテリアで作ったvon Bonin & Baileyによるアカゲザルの地図を比べると下頭頂小葉はどちらもPF，PGという記号の領域で完全に一致しています（図2-2参照）。

山鳥 広さはどうなのでしょうか。やはりだいぶん違うのでしょうか。

酒田 もう全然違いますね。ですから，**図2-7**のEconomoの地図を見ると，下頭頂小葉をすごく細かく分けています。それで，実は今回初めて気がついたのですけれども，von Economoはずいぶん頭頂葉を広く取って，側頭葉の一部まで入れてしまったのです。

山鳥 図2-7ですね。

酒田 はいそうです。PHという領域はvon Bonin & Baileyのアカゲザルの地図にはない領域です。ここはブロードマン37野で漢字の読みに関係があるといわれている場所で[19]，側頭葉に属するように思われる領域です。

山鳥 これはおもしろいですね。これだと後頭葉と側頭葉が切れてしまっていることになりますね。

酒田 そうなんです。

河村 少しも頭頂葉ではないですね，下方は。

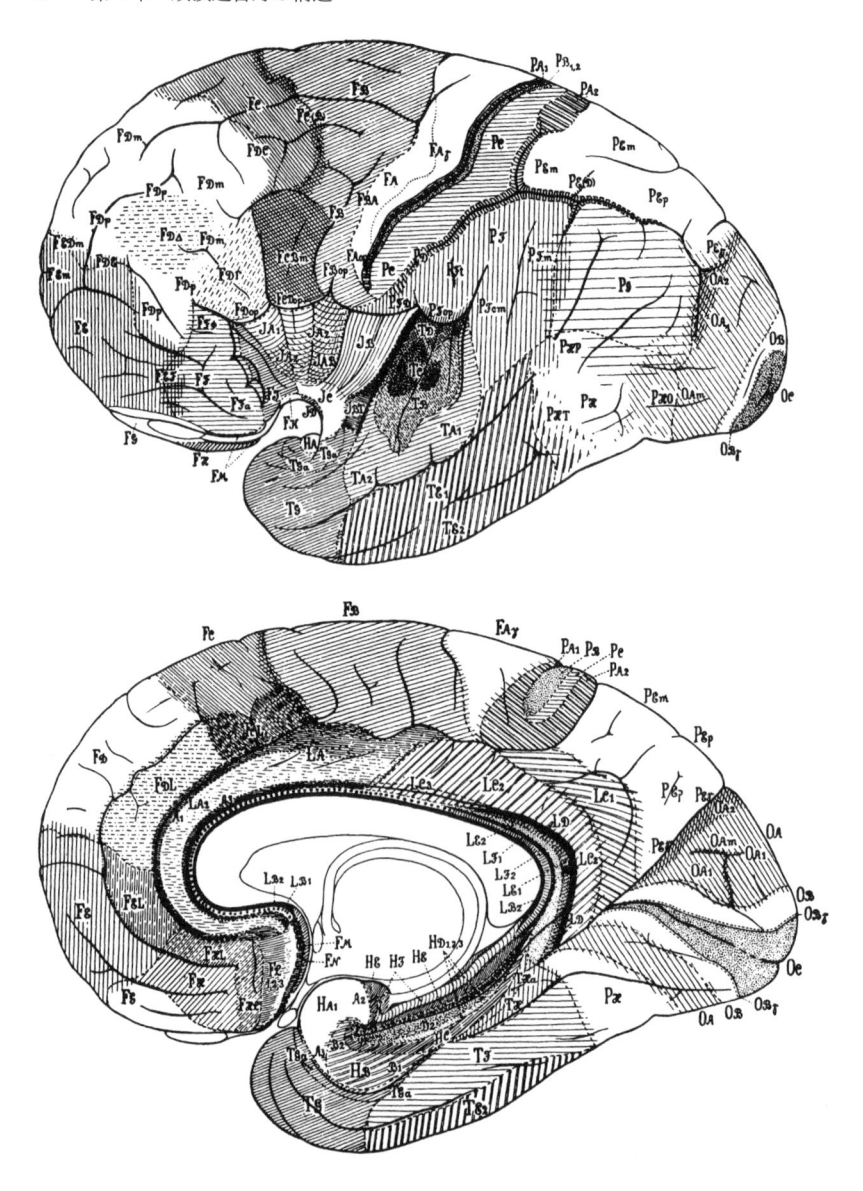

図 2-7 Economo & Koskinas の細胞構築地図（文献[4]より）
前頭葉は F，頭頂葉は P，後頭葉は O，側頭葉は T，島皮質は J で表し，ABC と数字または小文字で3段階の区分を示す。

酒田　そうですね。腹側面ではPHは紡錘回のTFに接しています。紡錘回は顔や物の認識に関係する領域[20]で，明らかに腹側経路に入ります。しかし外側面では，37野のかなりの部分が運動視に関係する領域で背側経路に入ります。そういう意味では，PHの一部を頭頂葉に入れるのは理にかなっています。

河村　われわれにとっては常識ですけれども，側頭葉と頭頂葉というのは連続性があるというか，人為的に分けるわけですね。シルヴィウス裂の後方ですね。

酒田　そうですね。

頭頂葉の連続と非連続

河村　一般にはそれがよく理解されていませんね。ウェルニッケ野と角回というのは実は隣りですけれども。一般書を見るとすごく離れて書いてある本が多いのですよ。

酒田　後ろのほうですからね。

山鳥　Dejerineの言語野の図がそもそもそうでしょう。

河村　Dejerineの言語野の図も言葉の聴覚心像が貯えられている部分と文字の視覚性心像が貯えられている部分はかなり離れています。多くの人にそういう潜在的な認識があるような気がします。

山鳥　これは連続している場所ですね。

酒田　下頭頂小葉と上側頭回の境のところにTptという領域があります（図2-6参照）。これをHyvärinenが研究し[21]，今はCMという名前になっていますが，これは音源定位に関係する領域で聴覚の空間的受容野をもつニューロン群が記録されています。これも私は頭頂野に入れたいのです。つまり空間知覚という機能からみれば，頭頂葉から側頭葉へ連続しています。

河村　でも頭頂葉ではない。相当下のほうですよ。

酒田　それと，運動視に関係するMT，MSTですね。MTは視覚前野の一部とみなしていいのですよ。あれはretinotopy（網膜部位局在）があ

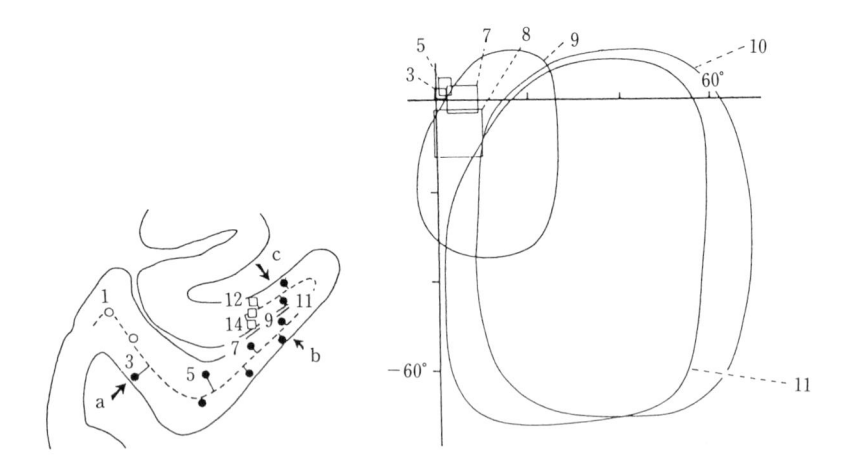

図2-8 MT野とMST野の細胞の受容野の比較
1〜8（矢印a〜b）のユニットはMTに属し，受容野は小さく規則的な配列。9〜11のユニットはMSTに属し，大きな受容野をもつ（文献[15]より）。

りますから。けれども，MSTは網膜部位局在が失われていますから連合野で頭頂葉の一部と私は解釈しています（図2-8）。

河村 解剖学的にはともかくとして，機能的には頭頂葉という気がしますね。

酒田 そうです。そして神経結合は主に頭頂葉とつながっています。Ungerleiderは MT を頭頂連合野への主な入口と考えています[22]。もう1つあるのは，caudal STP（後部上側頭多感覚領域）という領域です（図2-7）。caudal STP, ここは trimodal の多感覚領域なのです。視覚と聴覚と体性感覚3つの感覚が重なって空間をカバーしている領域です。

河村 上側頭溝（STS）の一番てっぺんのところですね。

山鳥 STSの一番後ろのへんになるわけですね。

酒田 c-STPという領域も私は頭頂葉に入れたいのですね。

山鳥 「入れたい」というのはおもしろい表現ですね。

酒田 機能としては空間知覚ですから。

5. 身体像と身体図式

姿勢パターンの失認

田邉 話は戻りますが，先生が前に考えられていたように，身体図式は身体像とは違って，意識に上らないということでしょうか。

酒田 いいえ。意識には上るのですが視覚的イメージとは違うという意味です。

田邉 あれは上頭頂小葉，上のほうでしょう。先ほどのその意識に上る，上らないということですが，私も臨床例でそれこそ寝ているのに起きているという感じの錯覚を起こした症例を前に1例経験したことがあります。

酒田 それは一種の姿勢パターンの失認ですか。

田邉 私が経験した患者さんは，ベッド上で寝ているのに自分は起きているという感じをもっていました。

山鳥 何度ぐらい起きているんですか。

田邉 90度ですから見舞いに来た人が下から上って来るようにみえたというのです。

酒田 それはおもしろい症例ですね。しかし，身体図式の障害なのかいわゆる視軸の歪曲といわれる視覚座標の異常なのかよくわかりません。

Head & Holmes の身体図式

酒田 Head & Holmes[23]の身体図式の考えは経験主義的なものです。身体図式はそれまでの自分がとってきたいろいろな姿勢を全部タクシーメーターのように蓄積していって，その時とっている姿勢と比較する，そういう基準になるものが身体図式だといっています。

山鳥 スキーム(図式)という考えは確かに Holmes あたりから出てきたのでしょうけれども，基本的にその考えでずっときています。

酒田 経験主義的な考えですよ。

山鳥　図式というものは経験の中から抽象された一種の抽象，何かを起こすためのものですから，身体図式というものもコンスタントに変わっているものの中で不変のパターンみたいなものが1つの基準座標（frame of referance）を作るわけです。それと何か他の新しいものとを比較して差だけが意識に上るというのは，昔，「心理物理学の父」といわれたFechnerの考えです。

酒田　Fechnerは感覚の強さについて「対数法則」を提唱しました。しかし，この考えは「冪数法則」を提唱したStevensによって否定され，感覚の絶対的な強さを主観的に評価できるという考えが受け入れられ，マグニチュード推定法[24]という方法で測定されています。

身体図式の意識と無意識

山鳥　しかし，身体図式はふつうは意識下に働いているわけで，非常に生理学的な概念としてスキームというものを構想しています。

酒田　そうなんですよ。それを生理学的というのですけれども。実は意識に上る以前（preconscious）の活動として想定したものです。

山鳥　生理学というと叱られましたけれども。意識的に，心理学ではないという意味で生理学的なレベルと表現したのです。

酒田　要するに，記憶とか経験が入ってきた概念ですね。多くの人が考えている身体図式はそうではないと思います。

山鳥　記憶というか運動です。

酒田　そうではなくて，要するに関節と皮膚の組み合わせで決まる姿勢またはポーズです。たとえば合掌ニューロンというものがありますが，両方の手を擦り合わせる動作は両肩が内転の状態で前後に動いて，手掌の皮膚が触れているという情報を統合してできる姿勢パターンと対応しているんです。

山鳥　それはすごくおもしろいと思うのですけれども，先生がおっしゃったパターンは要するに現在のものでしょう。

酒田　そうなんです。オンラインです。

山鳥　それがその前と比べてこうなっているということを知るためには，比較する何かフレームをもってこないと．
酒田　身体部位局在の地図から三次元の空間座標系への変換は必要ですがそのために記憶は要らないのです．
山鳥　要らないのですか．
山鳥　記憶がなければ比較できないのでは…．
酒田　むしろ姿勢パターンが同じに保たれていると感覚の順応によって反応が弱くなってしまうので，反響回路のようなもので活動を保つ必要はあると思いますけど．

6. 記憶と知覚をめぐる対立点

Wundtの構成主義とゲシュタルト心理学

山鳥　その点については少し疑問がありますので，もう少し教えてください．
酒田　それはかなり根本的な問題で，ゲシュタルト心理学とそれまでのいわゆる構成主義の心理学との違いです．Wundt（図2-9）の構成主義の心理学は，「現在入ってくる感覚要素の総和と過去に経験したものとを比較対照して意味をつけるのが知覚である」といっています．それに対してWertheimer（図2-10）に代表される[25]ゲシュタルト心理学は，要素に還元できない，まとまりのある全体の構造から知覚が生じると考えています．しかし，経験は記憶として貯えられているのでしょうけれども，現在の知覚にはそれは必要ありません．
山鳥　でも，先生，過去のデータがあるからこそ，現在との差というものが差分が抽出できるわけですね．
酒田　対象が何かを同定するときには過去のデータが必要なのですが，知覚そのものはオンラインの信号で成り立っていると思います．
山鳥　いや，運動でも．動いていくときでも，前にこういう姿勢にあった

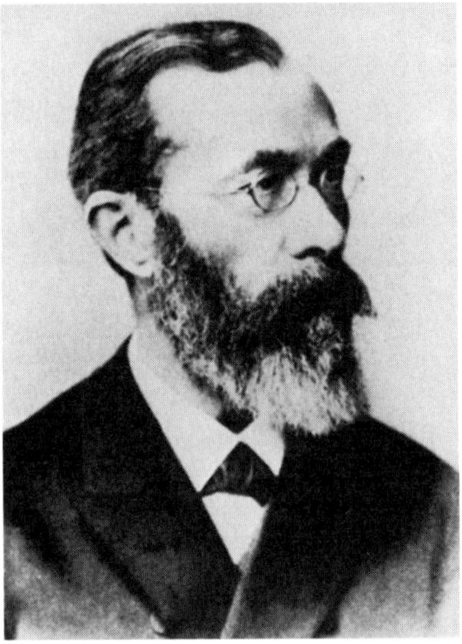

図 2-9 Wilhelm Wundt（1832〜1920）
知覚は要素的感覚に分解できるとする構成主義の代表者（Gleitman　H：Psychology, Norton, 1981 より）。

からという差分の検出があるから前へ行くことが可能なので，現在だけだとどうしようもないのではないですか。
酒田　いや，現在だけでいいのです。
山鳥　本当ですか。
酒田　そうなのです。これはかなり根本的な問題ですね。
山鳥　根本的な問題ですねえ。

過去の記憶と現在の知覚
酒田　潜在的にそういう考えをもっている人は多いみたいです。「ニューラルネットワーク」を提唱する人も知覚というものを，学習の結果としてとらえるやり方ですね。
山鳥　いや，必ずしもそうではないと思うんです。生物ですから，基本的

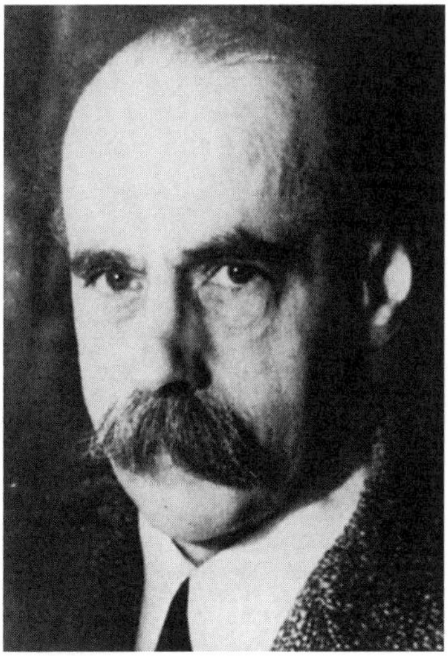

6. 記憶と知覚をめぐる対立点　43

図 2-10 Max Wertheimer
(1880～1943)
仮現運動の錯視を発見したゲシュタルト心理学者 (Goldstein EB：Sensation and Perception, Wiley, 1989 より)。

には生命ですから，過程（プロセス）です。ということは，いつでも「今」があるということは瞬間前があるわけですよね。瞬間前があるということは必ずその瞬間の「前」もあるわけですね。ということは，そういうものがプラスに加わらないと，今というものの意識すら存在しないのではないでしょうか。

絶対の現在と変化のアポリア

酒田　少し「前」は要らないのですよ。たとえば，動きの知覚を例に取ると，少し「前」にこの位置だったからこういう方向に進んでいると判断するのではなくて，むしろ位置の微分として速度を抽出するのが運動視の知覚系の働きです。

山鳥　変化を抽出するためには，変化というのは過去があって変化があるわけですから。

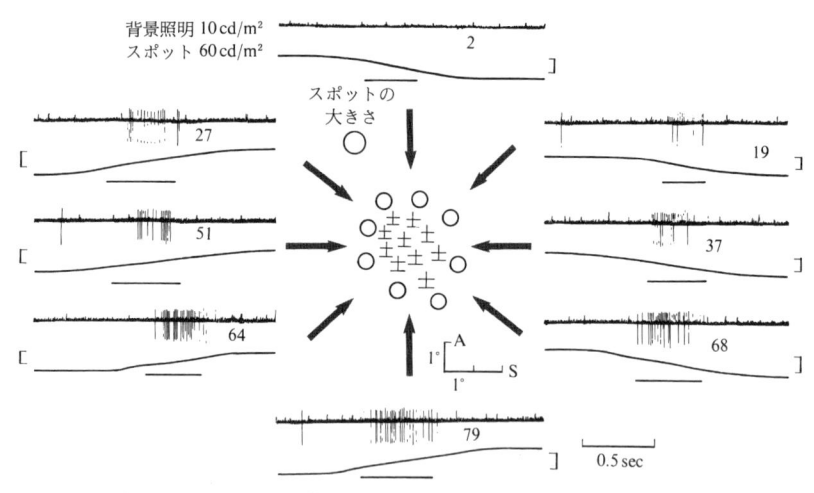

図 2-11 方向選択性のあるウサギ網膜ニューロン
±：静止スポットの on-off に反応する領域。周辺の記録はそれぞれ矢印の方向の動きに対する反応（Barlow HB, et al：J Physiol(Lond) 173：377-407, 1964 より）。

酒田　でも，それは一般的にいう記憶としての過去とは全然違ってほんの一瞬前です。仮現運動という錯視をご存知ですか。隣り合った2つの光点（スポット）を順番に光らせると始めの点から次の点へ動くようにみえるという錯視です。Barlow[26]は動きに反応するウサギの網膜のニューロンが仮現運動にも反応することを発見（**図 2-11**）して，遅延をかけた抑制による"and-not 回路"というモデルを考えました。その場合は記憶としての過去とは違って，ほんのわずかな時間のずれを計算に入れるのです（**図 2-12**）。

山鳥　そこがよくわからないのですね。「絶対の現在」みたいなお考えですか。

酒田　むしろ，オンラインの視覚情報処理が重要です。網膜から取り入れられる情報そのままでは何もわからない。それを情報処理して，その中から必要な情報を読み取っていってはじめて知覚が生まれる。その場合の元の情報を Gibson は手がかりと呼んでいます。手がかりは過去の経験のあ

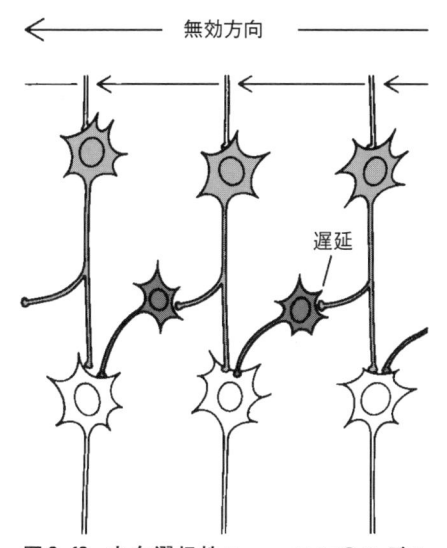

図2-12 方向選択性ニューロンのモデル
(Hubel DH：Eye, Brain, and Vision, Scientific American Library, 1988 より)
矢印の順に刺激すると下段の細胞に遅延（Δt）の入った抑制をかけ，次に上段の細胞からくる信号は抑制される。右から順に刺激すると，上段の細胞から先に興奮性信号が入り抑制は遅れるので，下段の細胞は次々に興奮する。

るなしとは直接関係ない。

山鳥 先生の今引用なさったGibsonでも一番大事に考えているのは変異（variance）の中の不変性（invariance）ですね。だから，情報がいっぱいあってvarianceがあるわけですよね。その中にinvariantなものがある。それを引き出すことを…。

酒田 それを引き出すのは知覚です。

酒田 たとえばあとで出てきますけれども，回転運動の場合ですね。どこで回転しても右回りは右回りなのです。それを場所不変性（position invariance）というわけですけれども，それは論理的な神経回路として場

所不変的に回転の方向を検出する神経回路があるという具合に考えざるを得ないと思います[27]。

山鳥 そういう時は，だからもうそのマイナス少し前というものは，要らないわけですね。

酒田 少し前というのは，Δt として回路の中に遅延が入ってきます。遅延は過去と照合するためのものではなくて，むしろ距離の時間的微分を取るための遅延です。

── そのへんの議論は「ゼノンの矢*」みたいな話ですね。

山鳥 ちょっとね。「ゼノンの矢」は空間のなかに1回位置を決めれば，永久的に止まっているはずだという話ですよね。しかし，実際は動かないといけないわけですから，時間軸が入ってくるわけです。それがやや飛んでいるわけですよ。

知覚は論理的な処理によって成立する

酒田 私が強調したいのは，要するに脳の機能というものは論理的な処理であるということです。知覚というものも論理的な処理の結果です。

酒田 オンラインの情報があるわけですから。関節の角度とか…。

山鳥 どこにあるのですか。

酒田 それは受容器からくるわけです。

山鳥 くるためにはその前のデータがないと。

酒田 いや，前がなくてもいいのです。あまりじっとしていたらもちろん順応が起こってしまうから，反応が弱ってしまい困るのですけれども，でもその時々の関節の角度というものはやはりちゃんと関節から信号がいくわけですから，それの組み合わせでもって手の位置というものは決まってくるわけです。別に過去の位置というものとは関係なく，いわば絶対的に決まってくるわけです。

山鳥 それがどうしても理解できません。それだったら，完全に機械で

---

*注：古代ギリシアのエレア派のゼノンが提出した逆説の一種で，「飛ぶ矢は静止している」で有名。

すね。
酒田 その意味では機械です。
山鳥 先生はかなりラジカルですね。

Gibsonのゲシュタルト心理学

酒田 これはゲシュタルト流の考えなのです。Gibsonはゲシュタルトの流れを汲んでいるんです。ゲシュタルトを数量化，定量化して心理物理学をやったのですね。そして有名な『視覚的世界の知覚』[28]の中で知覚の心理物理的理論をやるんだといってます。

山鳥 そのゲシュタルトともまた違うのではないですか。

酒田 いや，ゲシュタルトは心理物理学になっていなかったのです。そこがまずいので，そこをGibsonは数量化，定量化したのです。けれども，基本の考えはやはりゲシュタルトです。つまり，全体は部分の寄せ集めではなく，そこから新しい情報が生まれるという考えです。それが直接意識に上るという考えです。過去の記憶と照合してから意識に上るというのではなくて。だから，この対立は根が深いのです。

山鳥 おもしろいですね。

酒田 おもしろいです。これは例の並列分散処理の考えに対する批判でもあるんです。

7. 頭頂葉の細胞構築地図

Lewis & Van Essenの地図

河村 議論が白熱しましたが，頭頂葉の細胞構築地図の話の続きに入っていきたいと思います。最も新しい細胞構築地図で説明してください。

酒田 いろいろ新しい指標を取り入れて，脳溝の部分を展開して世界地図のように描いたLewis & Van Essenの地図[29]（**図2-13**）がありますので，これで説明しましょう。まず下頭頂小葉にLIPという領域があります。

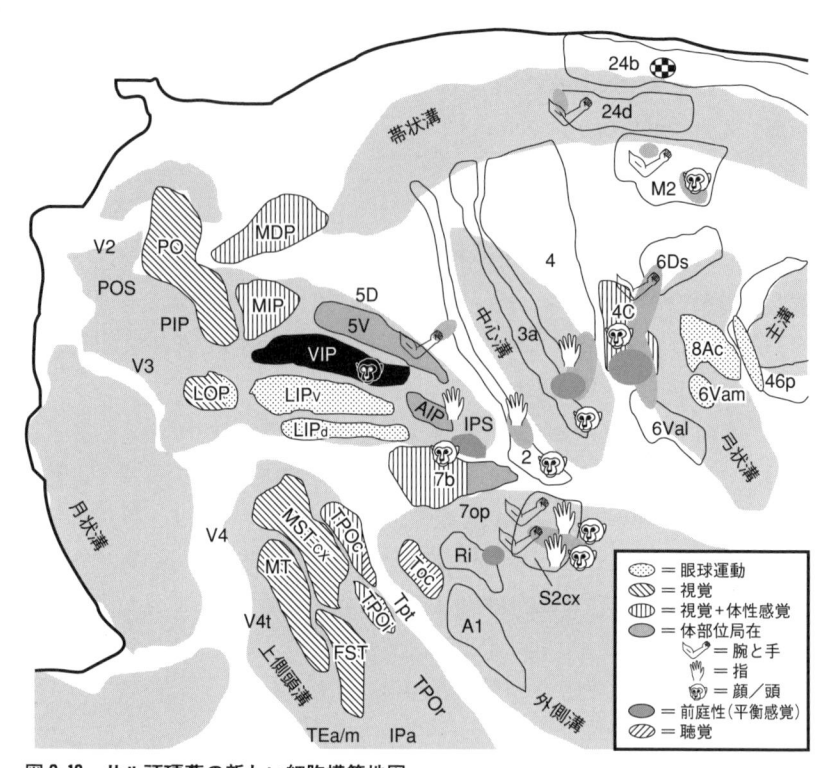

図 2-13　サル頭頂葉の新しい細胞構築地図
大脳皮質の展開図の上に描いた地図（文献[29]を一部改変）。

これは頭頂間溝の外側壁ですけれども，カリフォルニア工科大学の R.A. Andersen は，ここは眼球のサッケード運動に関係する領域であると言っています[30]。その他に運動に関係のある領域として，PRR（頭頂葉リーチ領域）と AIP（把握運動に関係する領域）と MST（追跡眼球運動に関係する領域）をあげています（**図 2-14**）。体性感覚の連合野にあたる5野も 5D, 5V と2つに分けています。『道具を使うサル』の入來篤史先生によると，深いほうつまり5Vは多感覚ニューロンを含んでいるようです。その隣りにある VIP は頭頂間溝の底部にあって体性感覚系と視覚系が接するところですから，多感覚領域になります。その前に AIP という領域

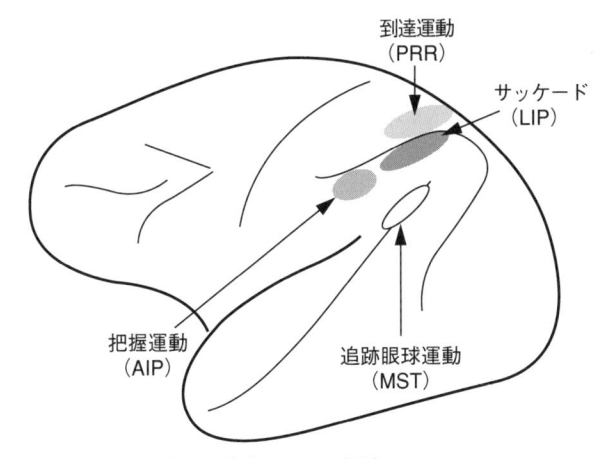

図 2-14 頭頂葉で運動に関連する 4 つの領域
AIP：把握運動（手操作運動），LIP：サッケード。MST：追跡眼球運動
（第 7 章文献[7]より一部改変）

があります。

　これはわれわれが研究した領域ですが，手操作運動(把握運動)に関係のある領域です。それからもう 1 つ，LOP という領域が LIP の後ろにある。これは一番新しく発見された領域で，立体視の高次処理を行っている領域でわれわれは CIP(caudal intraparietal，尾側頭頂間領域) と呼んでいます，おそらく三次元図形の知覚に関係があると思われる領域です。

AIP と CIP の処理機構

山鳥　AIP は anterior inferior parietal の略ですか。

酒田　そうです。前部頭頂間溝領域という意味です。

山鳥　LOP は，lateral occipitoparietal の略ですか。

酒田　そうです。われわれはここを CIP と呼んでいます，名前は違うのですがまったく重なるような領域です。この地図には入っていませんがそのすぐ後に，V3A という領域がありまして，視覚前野の V3 の続きです。元の Fellman と Van Essen[31] の図を見ると，V3A はかなり広い領域で

す。V3A の隣りが DP (dorsal prelunate) という名前の領域だったのですが，DP が消えてその代わりに，LOP という領域が新しく出てきた。あとは先ほど出てきた cSTP（尾側上側頭溝多感覚領域）がＴＰＯという名前で出ています。これは MST と隣り合わせの領域でして，MST も MST complex というようになってきて，MSTl と MSTd と分ける人が多いですね[32]。

山鳥　tpo は temporo-parietol-occipital のことですか。

酒田　ええ。それに続く Tpt という領域は聴覚系なので，頭頂葉に入れるのは無理かもしれませんが，空間知覚に関係している領域です。

河村　この論文には Van Essen が入っているのでしょうか。

酒田　ええ。若い Lewis という共同研究者と一緒にいろいろな新しい組織学的指標を取り入れて作った地図です。

河村　研究が進んだので，より細かく領野を分けたと考えてもいいのでしょうか。

酒田　あまり細かく分け過ぎてわずらわしいと思うかもしれませんが，昔の細胞構築地図と違って，それぞれの領域の機能がかなりわかっているので，機能の説明の時に参照していただければ幸いです。

河村　細胞構築学的に分かれるのでしょうか。

酒田　そうです。ただし，ニッスル染色以外の方法も取り入れています。たとえば LOP は，錐体細胞を特異的に染色する方法を使って，そこだけが染まり方が違うことを指標にして決めています。それから髄鞘構築も指標として使っています。

8. 立体視の高次情報処理

平面方位選択性ニューロンと両眼視差の勾配

河村　とくに先生のご研究と関連して大事なものは LOP または CIP だと思いますけれども，この領域のことを話していただけませんか。

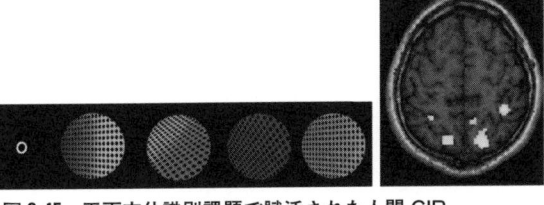

図 2-15 平面方位識別課題で賦活された人間 CIP
左:テクスチュアの勾配による傾きのマッチング、対照は色識別。右:水平断面で頭頂後頭境界部に賦活(文献[34]より)。

酒田 CIP では長軸方位選択性ニューロンと平面方位選択性ニューロンが見つかりました。この2つは立体視に関係があり、三次元的な空間の中での方位(傾き)を識別する細胞です。とくに平面方位選択性ニューロンは両眼視差の勾配によって傾きを見分けていることがわかり[33]、この領域が立体視の高次処理の領域であることを示す重要なニューロンです。

河村 最近の機能画像の研究で、人間を対象にして研究が進められているようですが。

酒田 日大神経内科の志方先生[34]がイメージングで平面の傾きを識別する課題で調べたときに、この領域が活動するということを見ています(図2-15)。CIP は、V3A という領域と非常に近い関係にあります。

V3A は網膜部位局在があるので、視覚前野に属するのですが、その特徴はやはり両眼視差に感受性をもった細胞が多いということです。もう1つの特徴は視線の方向によって反応が変わるタイプのニューロンが多いことです。ということは、つまり空間的位置の識別にも関係があるということです。LOP はその V3A の上位の領域にあたり、V3A から前方向性の投射を受けています。

空間的な位置の識別—cSTP

河村 先生は TPOc という場所を重視なさっていて、頭頂葉にぜひ入れたいということでしたけれども、それはどういう理由からでしょうか。

酒田 これは神経研の彦坂和雄先生が岩井栄一先生と一緒にされた研究です．彼は cSTP と呼んでいます．

河村 彦坂和雄先生ですね．

酒田 彦坂興秀先生とは別の方ですが，彼がこの領域のニューロン活動を初めて記録して，聴覚と視覚と体性感覚の3種類の感覚が重なった感覚ニューロンが集まっていることを発見しました．場合によると前は視覚，後ろが聴覚というように分担して空間をカバーしているような細胞もあるし，皮膚のかなり広い領域が受容野に含まれていて，そのすぐ近くに視覚の受容野があり，またそこに聴覚の空間的な受容野も重なっているという細胞もあって，空間的な位置の識別に重要な役割を果していると思われます．つまり，感覚の種類（モダリティ）を超えて空間的な位置をコードしている領域のように思われるのです．

河村 それで頭頂葉に入れたいということですね．

酒田 そうです．位置的にも cSTP は MST と隣り合わせです．ところで，MST も頭頂葉に入れたいというよりは，von Bonin & Bailey によるサルの細胞構築地図では PG 野に入れられているので，紛れもなく頭頂葉の一部です．そのすぐあとにある V5/MT 野は網膜部位局在があるので視覚前野に属しますが，MST ではもうそれが失われているのでここからが連合野になります．

そこで本当に，運動視の知覚レベルの処理が行われて，回転運動とか奥行き運動の検出が行われています．V5/MT はまだ単純な運動の検出にとどまって，しかも個々のニューロンの受容野は小さいので，まとまった知覚にはまだ結びつかないのです．

河村 解剖学的にいっても MST は上側頭溝の一番後の部分ですから．頭頂葉の一部かもしれませんね．

人間の V5/MT と MST

酒田 最近の functional MRI による研究で人間の V5/MT と MST をきれいに分けた人がいます．それによると，MT，MST は上側頭溝ではな

く，それより1つ外側の下側頭溝の壁にあることが明らかになりました。MTは網膜部位局在のある部分で下側頭溝の後外側壁にあり，MSTはオプティカルフローのようにより複雑な刺激で活性化され，下側頭溝の前内側壁にあります。

VIPの多感覚ニューロン

河村 AIPは先ほどグラスピングと先生はおっしゃいましたし，地図には手の絵が書いてある。一方でVIPは顔の絵が書いてありますけれども，これはどういう意味でしょうか。

酒田 VIPは顔と手の両方なのですが，顔の周辺に受容野のある細胞が多いので顔のマークが付いています。自分の体の周りの空間を多感覚的にコードしている場所です。

　たとえば口に物を近づけたときに反応するとか，目に物を近づけたときに反応するニューロンがあります。皮膚の受容野がその先にある場合が多いようです。皮膚の受容野が額にあって，視覚の反応は額に向かってくる運動に反応するものと，それとは別に口に向かってくる運動に反応する細胞は，皮膚の受容野が口の周りにあるというようになっています。

河村 全体として，この細胞構築地図は以前のものに比べると，やはりすぐれているということですね。

酒田 そうですね。いくつかの新しい領域を加えて，それから今まで少し曖昧であった区分をはっきりさせたと思います。

第3章
頭頂葉の神経結合

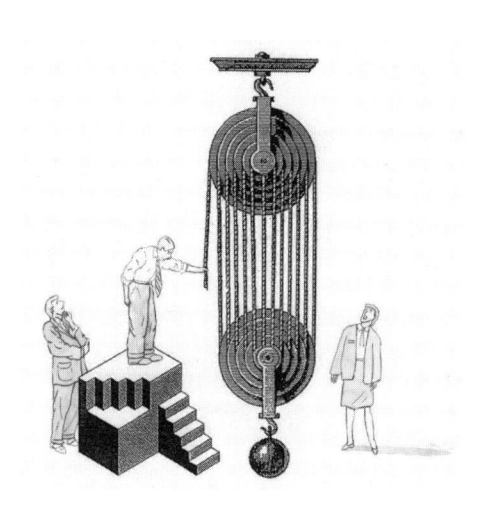

1. 空間視の経路—"what"と"where"

Mishkinの研究

河村 次に神経結合の話に移りたいと思います。先生は先ほど「2つの視覚系」というお話を少しなさいましたが，それについてもう1回わかりやすく説明していただけますか。とくに，MishkinとGoodaleの2人が重要人物だと思いますが。

酒田 Mishkinは破壊実験から視覚系の高次の領域が2つに分かれているということを言い出しました[1]。1つはMishkinが前から研究していた下側頭回で，そちらのほうは対象が何であるかを識別する領域です。Mishkinが使ったのはjunk objectといいまして，その辺にある雑多なものを手当たり次第に集めて2つペアにして，どちらかの下に餌があるということを覚えさせる課題で調べました（図3-1, a）。「対象と報酬の連合」を記憶するこの課題は下側頭皮質(TE)の破壊でできなくなります。

頭頂葉と側頭葉の二重解離

酒田 それに対して空間認知の課題は道標識別課題 (landmark discrimination) と呼んでいます。目印になるこの円筒の近くにあるプレートの下に餌があるということを覚えさせて，逆転学習をやりました。その時にうまくできないのは頭頂後頭領域を破壊した動物です。頭頂葉と側頭葉の間に二重解離 (double dissociation) があって，もう一方の課題には何も障害がないことを確かめて，この2つの領域の機能が違うということを証明しました。

　一方，解剖学的にはMishkinがやったのはニューロン活動によるグルコースの取り込みをアイソトープで検出する2-デオキシグルコース(2DG)法という方法です[2]。まずあらかじめ脳梁と視神経交叉を全部左右に分離しておいて，片方の眼を閉じて開いた眼からは，ともかくいろい

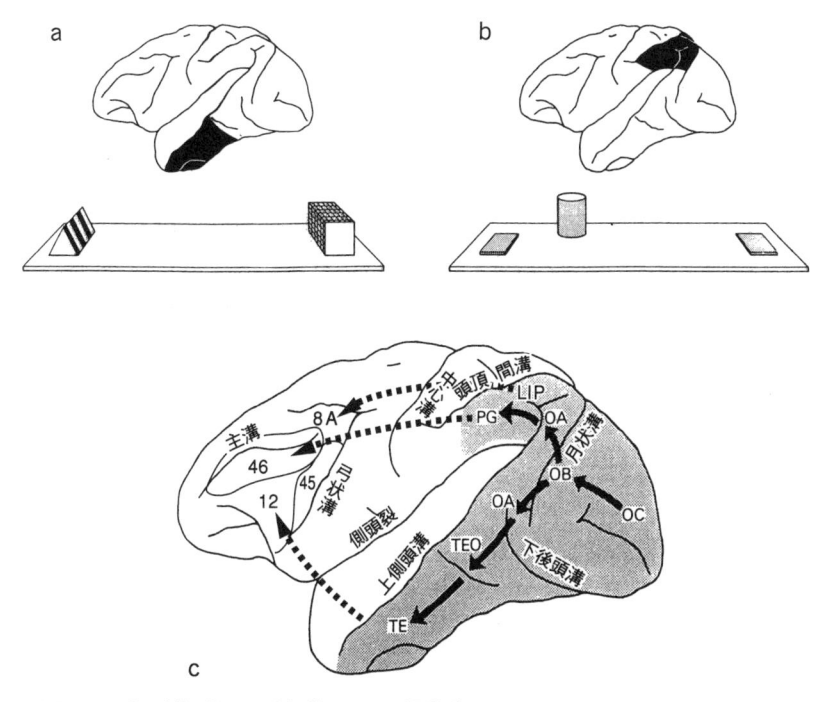

図3-1 頭頂葉と側頭葉の二重解離と2つの視覚系

a：物体識別課題は上に示す下側頭皮質の破壊でできなくなる。b：道標識別テストは上に示す頭頂後頭領域の破壊でできなくなる（第2章文献7）より）。c：2つの視覚系の前頭前野とのつながり。頭頂葉のPGはブロードマン46野と，LIPは前頭眼野（ブロードマン8A野）とつながる。下側頭皮質のTEは下弯隆部（ブロードマン12野）とつながる〔酒田英夫：甘利俊一，外山敬介（編）；脳科学大事典，朝倉書店，2000より〕。

ろな視覚刺激が入ってくるような状況で脳を固定して調べると，眼を開いた側の大脳半球で視覚刺激に反応をしている領域が全部わかります。

腹側経路と背側経路の機能分担

酒田 活性化した領域を後頭葉のV1からたどることによってこの2つの経路が浮かび上がってきました。破壊実験の結果から考えて，下側頭回のTEにつながる腹側経路は対象視（object vision）に関係し，対象を認識する経路であると推測されました。

河村　腹側経路がですか。

酒田　はい。腹側経路が対象を認識する経路です。そして下頭頂小葉のPGにつながる背側経路は空間的な位置を識別する機能をもった空間視（space vision）の経路であると定義したのです。

河村　"what"とか"where"とかよくいいますが…。

酒田　"what"は対象が何であるかを同定する機能で，"where"は対象がどこにあるかを識別する機能だという考えです。Ungerleiderは人間の脳にも"what"と"where"の2つのシステムがあると言っています[3]。図3-1，cは私が修正した図ですけれども，頭頂葉は前頭前野の背外側部と連絡があります。その1つはLIPからです。

ブロードマン46野とTE

酒田　LIPは頭頂間溝の外側壁の大部分を占める領域です。ここからは前頭眼野（frontal eye field）に投射しています。PG（7A野）という下頭頂小葉の中心的な領域は，角回に相当する領域で，ここからは前頭前野の46野に投射しています。

　ブロードマン46野の機能として，一番よく知られているのは空間的な位置の短期記憶です。古典的には遅延反応という行動で調べて明らかになった機能です。場所または位置の情報はPGからきていると考えられます。

　もう1つのルートはTEという下側頭回から前頭前野の腹側部に投射するルートで，人間では鉤状束（uncinate fasciculus）がこれにあたります。側頭葉から前頭葉に行く経路がはっきりした太い連合線維の束があります。それを通って前頭葉の下穹隆部（inferior convexity）という領域に投射しています。下穹隆部はやはり見ているものが何であるかということを識別する働きをもっているようです[4]。

山鳥　inferior convexityですか。

酒田　サルの前頭前野を上下に分ける主溝の下の膨らんだ部分です。

　鉤状束は12野というと眼窩前頭回（orbito frontal cortex）のほうへ

も入っていきますね。

　眼窩前頭回は TE の前部も含めた側頭極からの投射が強く，情動の高次中枢です。また視覚と味覚と嗅覚の多感覚ニューロンがある領域でもあります[5]。

2. Goodale の"how 経路"

Goodale の"how 経路"

河村　次に Goodale の話に入りますが，Goodale という人は手で見えると言った人でしょうか。

酒田　Goodale は"how 経路"ということを言い出しました[6]。頭頂葉は空間知覚ではなく，運動のコントロールに関係しているという考えです。一酸化炭素中毒で腹側経路を損傷した症例 DF に，円盤のスロットに直接手を通すという課題と，そのスロットの傾きに手元の円板のスロットをマッチさせるという課題と両方をやらせます（**図 3-2**）。そういう知覚的な課題と運動の課題とを比較すると，症例 DF は知覚的判断は間違うのですが，運動のコントロールはちゃんとできる。つまり知覚と運動の解離がみ

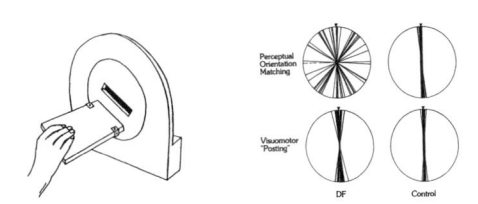

図 3-2　知覚と運動の解離
左：円板にあけたスロットに板を差し込むポスト入れ課題。**右**：症例 DF は知覚的マッチング課題では傾きがまったく合わせられないが，ポスト入れはよくできる（Goodale M：In. Gazaniga(ed. in chief)；The New Cognitive Neuroscience, 2000 より）。

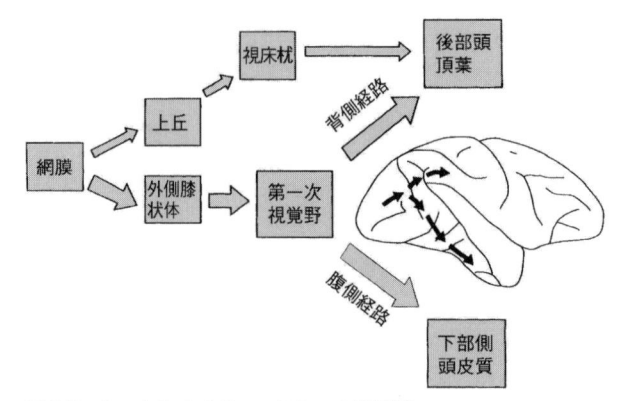

図 3-3 Goodale と Milner の 2 つの視覚系
背側経路を動作系（別名，how 経路）と定義し視覚野だけでなく，上丘からの入力も受けるとした（Goodale M：In. Gazaniga (ed. in chief)；The New Cognitive Neuroscience, 2000 より一部改変）。

られました。この症例から背側経路は運動あるいは動作を「いかに」コントロールするかに関係する系統であって，知覚は腹側経路の機能だと 2 つに分けた（**図 3-3**）。

　Goodale は頑固にそれを主張していますが，私の考えではむしろ運動に関係のある知覚情報を頭頂葉が処理していて，運動に関係のない知覚，つまり対象を認識するための知覚は腹側経路の機能だとみるほうが自然だと思います。空間的方位の知覚はやはり背側経路にあって，はっきり意識に上るので無意識の運動のコントロールとは区別しなくてはいけないと考えています。背側経路には知覚の働きがないと否定してしまうのは誤りですね。

山鳥　症例 DF は視覚的にはこうなっているということは見えてわかっているのですね。

酒田　いや，それはわからない。

山鳥　わからないのですか。

酒田　知覚的にマッチさせると非常に間違うのです。

手を突っ込む運動

山鳥　それでも手を突っ込むんですね。

酒田　手を突っ込むほうつまり運動はうまくいくんです。

山鳥　その時に，向こうのスロットがこうなって，自分の手がこうなるというのは視覚的にはわかっている。

酒田　症例 DF はわからないけれども通せるというのです[7]。

山鳥　私も混乱しているな。

河村　「手に眼がついている」というじゃないんですか。

酒田　そういう感じで視覚野（V1）が壊れて視野欠損が起こったときの盲視（blind sight）という症状に近いのです[8]。

山鳥　スロットが傾いているのは自分では知覚できないけれども，手を持っていけば通るというのでしょうか。

酒田　そうなのです。無意識のうちに通してしまうというわけです。それで私は図3-3のように上丘から視床枕を介して頭頂葉に投射する経路が働いているのではないかと思います。

運動と知覚の解離

河村　田邉先生も何かそういう症例発表をしていたように思いますが…。

田邉　あれはアルツハイマー病の亜型であるバリント型の患者で，むしろ頭頂葉後部がやられていて，手をスロットに通せない。

酒田　入れられない。

田邉　だから，知覚的にはわかっていて，スロットの傾きなどは弁別はできる。

酒田　できるのですか。

田邉　側頭葉はそれほどやられていないから，その形の違いはわかっている。

酒田　傾きの違いがわかっているのですか。

田邉　わかります。わかるけれども，これができない。

酒田　そういう解離のほうがよく起きます。

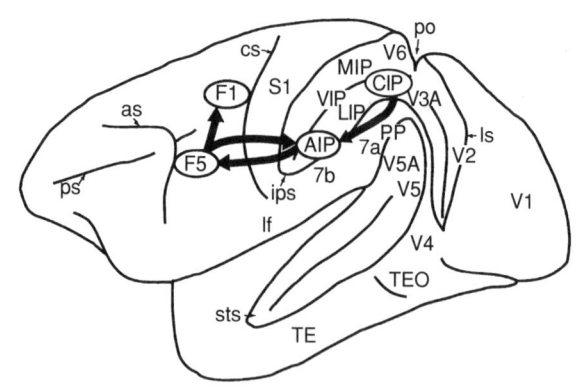

図 3-4 手操作運動の視覚的制御に関係する皮質間結合
頭頂葉後部の CIP から前部の AIP に知覚情報が送られ，AIP は運動前野の F5 と相互結合がある（第 6 章文献[3] より）。

河村 Goodale の観察と類似しているのではないですか。

酒田 運動と知覚の解離という点では類似しています Perenin と Vigheto[9] のケースはそれです。Perenin らは円板にスロットを空けて手を通すという課題をやり始めた人達ですが，彼らの症例はスロットの傾きはわかるけれども，手が通せない。

田邉 反対の恰好で類似している。河村先生が「手に眼が付いている」と言われたけれども，こういう人はいるわけで，私はできない。

酒田 図 3-4 は手操作運動の視覚的制御に関係する頭頂葉-前頭葉間の皮質間結合を示す図です。この図を見るとわかりますが，CIP と AIP との間に強いコネクションがあって，AIP は運動前野と両方向性につながっています。CIP が知覚で，その知覚の情報を AIP が受けて運動のコントロールをしている。ですから，もしこの間で切れれば知覚と運動の解離が起こり得ますね。そうでなくても二次元の平面上の傾きの識別は腹側経路だけでできますから，知覚的なマッチングは問題なくできます。しかし，実際に頭頂葉の損傷で視空間失認が起こるわけですから，頭頂葉に空間知覚の機能がないということはおかしいと私は思います。

漢字と仮名の認識パターン

河村 山鳥先生にお伺いしたいのですが，腹側経路が漢字の経路で，背側経路が仮名の経路という考え方についてはいかがでしょうか．

山鳥 漢字は基本的には視覚弁別がメジャーになっているとはいえると思います．仮名の場合はやはり音と形の連合ということが大きいから，微妙に機能のポイントがずれているために差が出ているのだとは思います．背側経路が仮名の経路かといわれるとちょっと言葉に詰まりますけれども，漢字の読みが腹側ということはあります．

酒田 そうですね．仮名文字はやはり構造を認識するということが基本になっていると思います．同じ表音文字のハングルなどはとくにそういう感じがしますね．漢字の場合はパターン認識ですね．元が象形文字からきていますからね．そういう象形パターンで認識しているので，仮名のほうは構造を認識しないといけないということで，漢字と仮名の間には違いがあるのではないかなと思っています．仮名文字とかアルファベットの場合は書くことと読むことが非常に密接に関係していると思います．書くという動作を制御するのは頭頂葉の働きですから．

河村 頭頂葉や側頭葉の前方部分で終わっている細胞構築図を前頭葉部分にまで伸ばされたことにも意味があるという先ほどのお話から，先生は解釈できるとおっしゃっているのであると思います．とてもよいと思います．

酒田 ありがとうございます（笑）．

3. 視覚研究の最前線—Van Essen と Zeki

Van Essen と Zeki 視覚研究

酒田 2つの視覚系についてもう少し詳しく[2-31]申しますと，Mishkin の考えとは別に，解剖学的な観点から Van Essen と Zeki[10,2-12]が互いに独

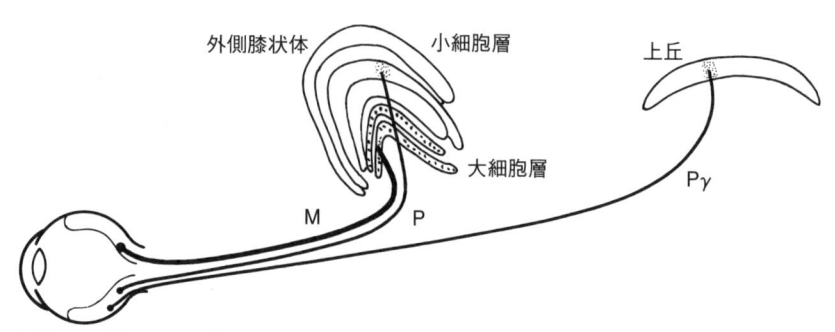

図 3-5 外側膝状体の各層と網膜のつながり
大細胞層（MAGNO）は網膜の大型（M）細胞と小細胞層（PARVO）は網膜の小型（P）細胞とつながる。上丘（SC）にはさらに小型の P_r 細胞が投射する。
(Shapley & Perry, Trends Neurosci 9：229-235，1986 より一部改変)

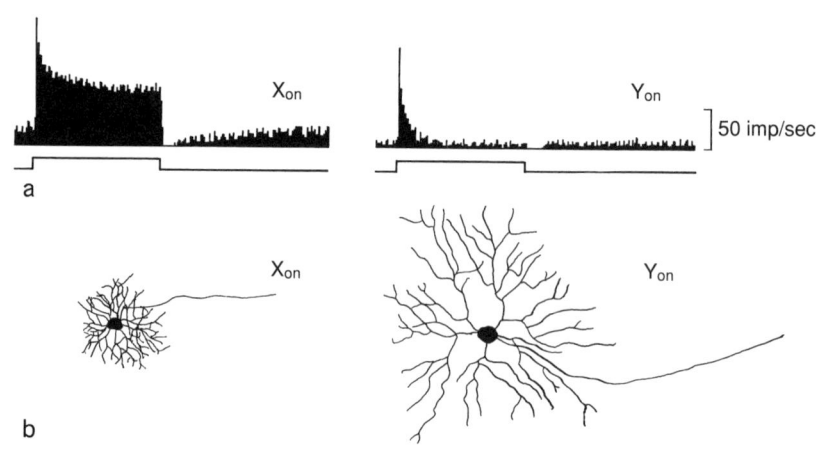

図 3-6 2種類の網膜神経節細胞（ネコ）(Saito H-A：J Comp Neurol 221：279-288, 1983 より)
a：小型 on 細胞の光刺激に対する持続的反応（左）と，大型 on 細胞（右）の一過性反応。b：細胞内染色で見た形態。

立に解剖学的にも2つの視覚系があるということを言い出しました。大細胞系と小細胞系の2つに分けたのです。その元は外側膝状体という視覚の中継核が6層に分かれていて，腹側に大細胞層が2層あって，その外側に

小細胞層が4層あり，この2つが機能が違う（**図3-5**）。その元になる網膜の細胞自身に大きなα細胞と小さなβ細胞があって，小さい細胞のほうは基本的に錐体とのつながりが強くて色の識別ができて，持続的な反応を示す。大きなα細胞のほうは一過性の反応で，運動を検出するものがあることが知られています（**図3-6**）。

立体視の経路

それに今度は私が立体視の経路を分けることを提案したわけです。今までも大細胞系に立体視も入ってはいたのです。V2が細い縞と太い縞と縞間部に分かれ，細い縞は色，太い縞は動きと両眼視差を処理していることがわかりました。しかし，V2より上でどこへ行くかということがはっきりしなかったのですけれども，私はV3Aが立体視のちょうど要になる位置にあると思っています。V5/MTが運動視ですね。V4が色と形態視の

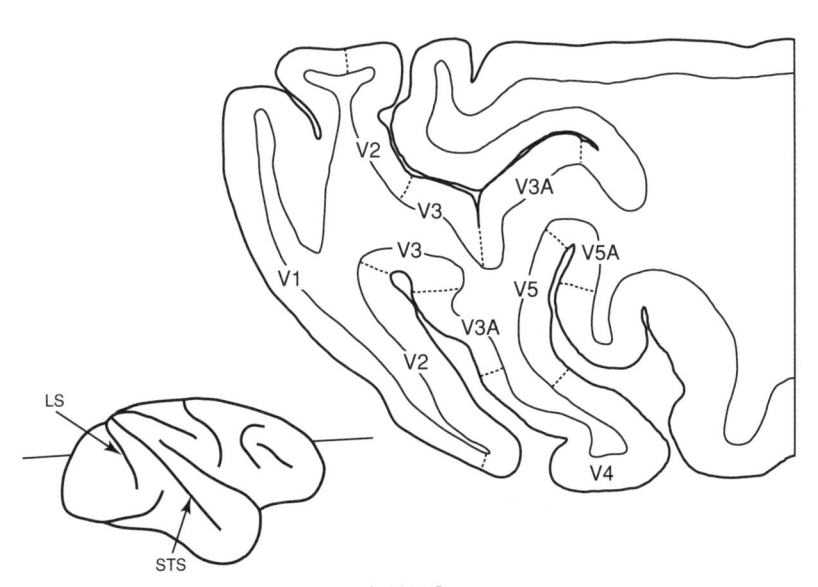

図3-7 Zekiによる視覚前野の6つの領域区分
V1：第一次視覚野，V2：第二次視覚野。V3，V4，V5はV1から直接の投射を受け，V3A，V5Aは間接的投射を受ける（第2章文献[12]より）。

要になる領域です。それと同じレベルで立体視と空間的位置の情報処理をV3Aがやっています。

視覚前野の機能分化の発見

酒田 これで視覚の主なカテゴリーが全部揃いました。このアイディアの起源は元をたどれば，Zekiによる視覚前野の機能分化の発見です[10]。Zekiはまず図3-7のように解剖学的に視覚野（V1）から直接投射する領域が4つあることを見つけました。V2, V3, V4, V5です。そしてあとからV3AとV5A（MST）を加えて，合計6つの視覚前野が見つかり，それらが別々の機能を営む機能分化を示すことを明らかにしました。これは並列分散処理の考えを支持する結果です。

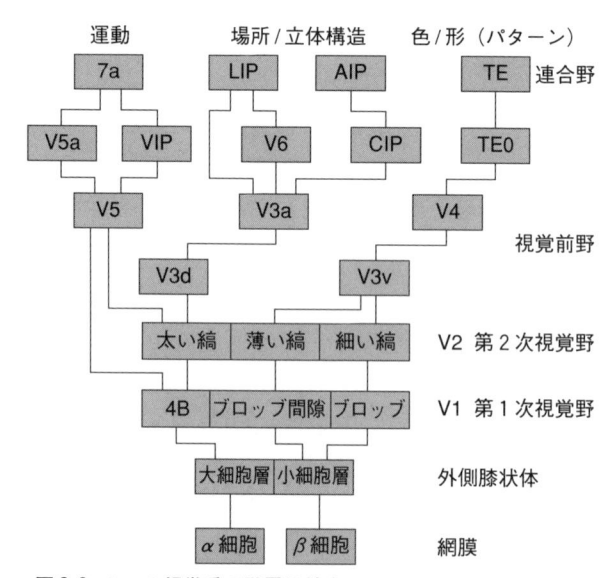

図3-8 2つの視覚系の階層的結合
V2の太い縞から出る背側経路はV5・V5Aを経由する運動視の系統と，V3Aを経由する場所と立体構造の系統に分かれる。V2の細い縞と縞間部から出る腹側経路はV4を経てTEO, TEと進む間に色と形の情報を処理する（第6章文献[12]より一部改変）。

しかし，Van Essen & Fellman (1991) は解剖学的に皮質間結合を前方向性と逆方向性の2種類に分け，前方向性の結合は低次の領域からより高次の領域に向かうものであることを明らかにし，それによって多数の視覚野の間に階層的な神経回路が形成されていることを明らかにしました。これによって視覚系は並列ではあるが，階層的情報処理をしていることが示唆されました。その後の神経生理学的研究はこのアイディアが正しいことを実証しています。

このような「2つの視覚系」をブロック図でまとめると図3-8のようになります。

田邉 先生が整理されてまとめられたわけですね。

酒田 背側系を運動視と場所・立体構造の2つに分けたのは私です。その根拠になったのは立体視の高次中枢であるCIPの発見です。立体構造のほうは主として，両眼視差の情報を使います。場所のほうには眼球の位置が関係しています。V3Aはとくに視線の方向によって反応が変わる細胞

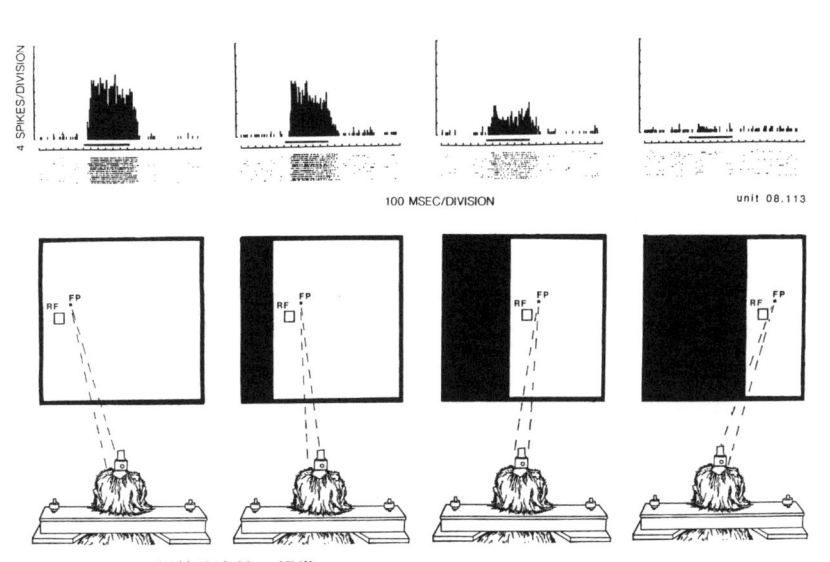

図3-9　V3Aの視線依存性の視覚ニューロン
同じ受容野（RF）を刺激しても視線が右を向いていると反応せず（右），左を向いていると強く反応する（Galletti & Battaglini：J Neurosci 9：1112-1125, 1989より）。

が多くて(図3-9)，それが空間的な位置の知覚に重要な役割を果たします。
河村　これにはLOPはないのでしょうか。
酒田　LOPといわないでCIPと呼んでいます。

4. 地誌的障害と道順障害

腹側経路と背側経路

山鳥　このMishkin, Ungerleiderなどのこの2経路は人間の臨床などでも割合あると思うのですけれども，腹側系は人間の場合はもっと底面のほうへ振れるのではないかと思うのですが。

酒田　確かにそうです。Allisonら（1999）の誘発電位の仕事などでもそうです。硬膜下電極を使った一連の仕事がありますが[2-20]，ほとんど紡錘回の辺にきていますね。Economoの脳地図でTFと定義されている領域です(図2-7参照)。外側面にも別に顔誘発電位の焦点がありますが，これは表情の認識と関係しているようです。

山鳥　functional MRIの仕事では単語の形態（word form）の認識で後方から底面が結構光りますね。

山鳥　人の場合，腹側系は底面に対応していると思うのですが。

田邉　表面というよりはやはり腹側で底面のほうですね。いわゆるピック病で語義失語を呈する場合でも，側面のT1, T2などは比較的よく保たれ，後ろのほうは完璧に保たれています。ところが，それがT4あるいはT3の下のところからという感じです。

河村　サルと人間との違いについては今，山鳥先生や田邉先生がご指摘になったとおりだと思いますけれども，背側経路がPGに向かうというのは人間でもわりにわかりやすいのですけれども，腹側経路がTEに向かうということが私には少しわかりにくいのですが。

酒田　これは私の守備範囲ではありませんが，サルの側頭葉で顔やいろいろな物体に反応するニューロンは上側頭溝から下側頭皮質の外側面でも記

録されています。

河村　もう少し後ろの側頭連合野に向かってくれたほうがわかりやすいのですが，この経路では側頭連合野というのはどこにあるのでしょうか。

酒田　一応，TEOとTEに分けて，これは腹側の下面も含んでいます。しかし，人間の腹側経路とサルの腹側経路の間にずれがあることは確かです。

山鳥　われわれの経験では，側頭葉のかなり先端になってくると人名が出ないということがあり，もう少しバックすると，やはり人間の顔だとか表情などにいろいろな問題が出てきますので，もう少し複雑な形態になればやはり前のほうになってくる可能性はあるかもしれませんね。はっきりは出せないですけれども。

河村　"what""where""how"までわかりましたけれども，動きは背側経路なのですか。

酒田　背側経路ということになっています。その背側経路が2つに分かれていて，背側経路の中でもむしろ腹側に近いほうが運動盲の領域です。MT/V5，MSTというのは人間の脳で見るとほとんど側頭葉です。

山鳥　Zielの運動時の病巣は側頭葉寄りですが[11]，あれは先生のお考えだと頭頂葉に入れたいということでしょうか。

酒田　そうです。どうしても頭頂葉に入れなくてはいけないと思っています。その根拠の1つは解剖学的な神経結合で，Ungerleider[3]はMTがPGへの主な入口だと言っていることです。

地誌的障害と道順障害

山鳥　階層的な神経路についてもう1つ質問させてください。基本的にこの"where"の経路はどちらかというと対象に外在するシステムですね。ナビゲーションで自分が動くということがあります。河村先生もデータをお持ちだけれども，自分が空間の中で動くという問題が入ってくると，頭頂葉でも内側面がきいてきますが，サルでもそういうデータというのはあるのでしょうか。

酒田　いや，ほとんどありません．今それを研究したいと思って，実はやりかけています[12]．バーチャル・リアリティ（人工現実感）のビルディングを使ったナビゲーションの実験を，ニホンザルで始めています．一番おもしろいのはあるところではある方向に，たとえば左に曲がるとき活動するニューロンがあるとか，場所細胞的なニューロンはいくつかあります．ゴールの部屋に入るときに活動するニューロンなどは見つかっていますけれども，ナビゲーションに関係した機能が頭頂葉の内側面にあることは間違いないようです．

山鳥　そうですか．

酒田　臨床例としては地誌的障害あるいは道順障害と呼ばれる症状がこれにあたります．図 3-10 に示す全体的失見当識（global disorientation）の症例もナビゲーションの障害があり，病室から廊下に出ると迷って帰れなくなると報告されています[13]．

　この症例は全身運動の視覚的誘導の障害もあり，ベッドでまっすぐに寝れないという症状が印象的です．病巣は頭頂葉内側面にあります．人間でもブレインイメージングで研究されています．

山鳥　人間は大体そういう感じになりますよね．

河村　サルでもやっている方がほかにいらっしゃいますか．

酒田　富山の小野武年先生がサルを移動台に乗せて動かして海馬でニューロン活動を記録しています．

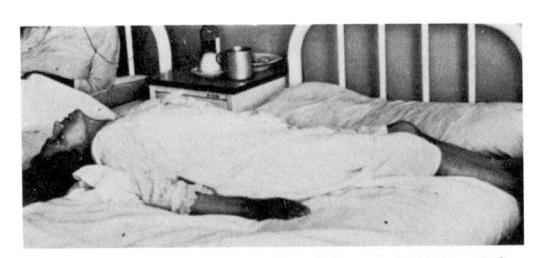

図 3-10　全体的空間失見当識の患者の全身運動の異常
頭頂葉内側面の損傷でベッドにまっすぐ寝れない患者．病院の廊下で道に迷う（文献[13] より）．

山鳥　海馬は相当やっているのですけれどもね。膨大後皮質から拾っているかどうか。

酒田　Rolls も海馬で記録しています。ナビゲーションをやっている人は海馬をまず見ますが，河村先生の言われた膨大後皮質が重要で，それよりも前に頭頂葉で道順の情報を処理していると思います。

田邉　確かにそうですね。みんなが海馬で反応を記録していますが。

山鳥　先生の考えではもう少し頭頂葉でも記録してほしいということですか。

酒田　そう思います。

河村　海馬の研究は，昔から O'Keefe が言い出したように認知地図（cognitive map）という機能が海馬にあるからということが根拠になっているわけでしょうか。

酒田　そうですね。

酒田　ただラットとサルでは機能が違うと思います。サルの場合はやはり人間でいう近時記憶（recent memory）やエピソード記憶（episodic memory）に関係していると思いますから，新しく覚えた道順は海馬にまず貯えられ，古くからの道順は頭頂葉に貯えられていると思います。

第 4 章
頭頂葉の破壊症状

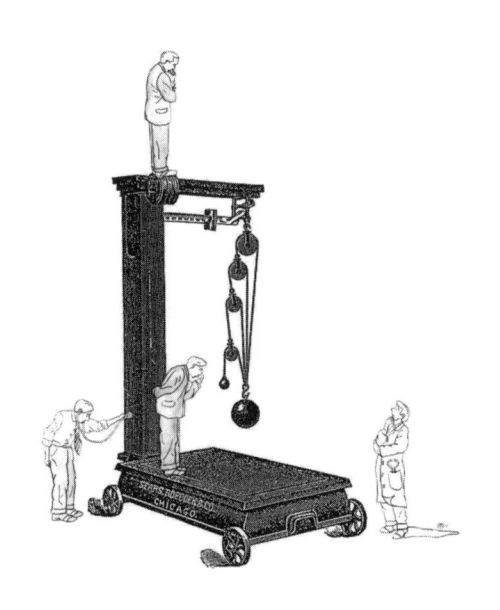

1. 視覚失認と立体感の喪失

頭頂葉と視覚失認

河村 頭頂葉には臨床神経心理学的症候が山ほどあって，まだわれわれにとっては非常に楽しい領域です。酒田先生がリストアップなさった失読・失書，バリント症候群や，身体図式，身体像の障害，視覚的見当識の障害などきりがないです。ゲルストマン症候群などによって起こるさまざまな失行がある。先ほど一番新しい話題として重視なさっているとおっしゃっていた右の頭頂葉と視空間失認についてお願いします。

Holmes と Bálint の先駆的研究

酒田 その前に Holmes (1918)[1-6] が第一次世界大戦中の銃弾損傷による両側頭頂葉の破壊症状（図 4-1）について調べた論文について話したい

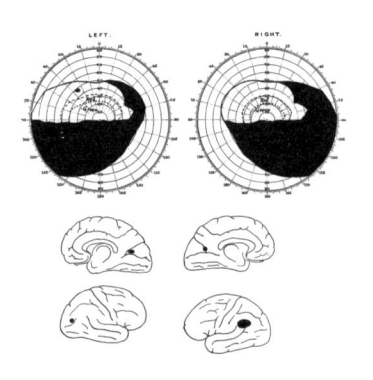

図 4-1　両側頭頂葉損傷による視覚的空間定位障害の病巣と視野欠損
銃弾は右後頭葉背側部から左角回へ貫通した。視野下半分の欠損は視放線背側半分の完全な破壊を意味する（第 1 章文献[6] より）。

と思います。論文の表題は「視覚的空間定位の障害」となっていますが，考察の中ではっきり距離知覚の障害があると書いています。

また空間的定位の障害についても相対的位置の認識ができないことが原因であると述べています。両側頭頂葉の損傷は角回が中心で，Bálintの症例と同じ部位なのですが，症状のとらえ方がまったく違います。Bálintは知覚障害とは言わず，精神性注視麻痺と視覚性運動失調と空間的注意障害と言っていますから，運動の視覚的制御と注意の障害ととらえています。

Holmes（**図 4-2**）は患者にどう見えるか聞いています。2つの物体を並べてその相対的位置関係がどう見えるかを聞くと一番大きな間違いが起こるのが距離の識別で，どちらが近いかわからない。しかし，左右と上下についても似たように間違った答えをすると述べています。そしてその原因

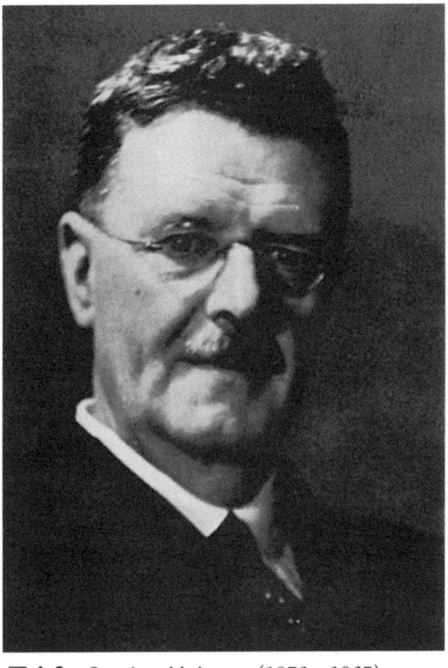

図 4-2　Gordon Holmes（1876〜1965）
（第 2 章文献[18] より）

について次のように考察しています。

「物体の空間的位置を把握するには網膜刺激だけでは不十分で，網膜の局所信号からは二次元的平面の相対的位置しかわからない。自己に対する対象の位置を知るには眼球と頸筋や腱からの求心信号によって視線の方向を知る必要がある」と書いています。

これはまさしく遠心性コピーの考えに一致します。眼球の位置の知覚が遠心性コピーによるのか自己受容器によるかについてはいまだに議論が分かれるところですが，おそらく両方が関係していると思われます。

しかし，ここで重要なことは網膜外信号が空間的位置の知覚に必要なことです。とくに自己を中心とした絶対的距離の識別には輻輳角とレンズ調節の度合いが不可欠な情報です。Holmes はそのことを知っていて，頭頂葉の破壊症状として最も重要なのは空間知覚の障害であることを見抜きました。Bálint が同じ症状を外側から見て運動機能の障害とみたのとは対照的で，まさに慧眼というべきでしょう。

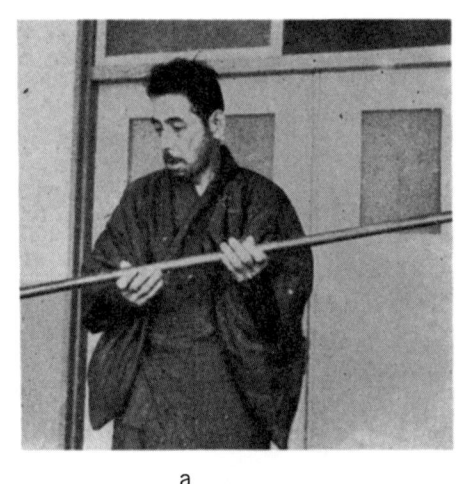

図 4-3　頭頂葉損傷患者の視軸の歪曲
a：棒を水平に持つよう指示したとき，右に傾けて持つ。b：横書きの文章の写字，右下に傾く（大橋博司：臨床脳病理学，医学書院，1965 より）。

1. 視覚失認と立体感の喪失　77

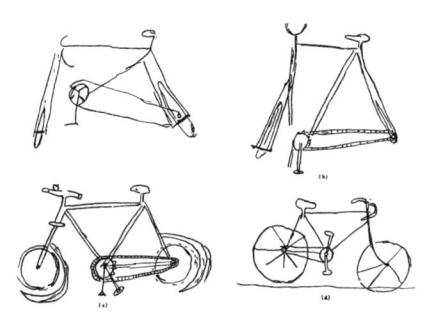

図 4-4　右頭頂葉損傷患者の描いた自転車の絵
車体は横向きなのに車輪は前後（矢状面）を向く。数週間で回復した（文献1) より）。

酒田　視空間失認という表題で論文を書いたのは Paterson, Zangwill (1944)[1] と McFie, Piercy, Zangwill (1950)[2] ですけれども，右頭頂葉の損傷で半側空間無視が起こることは Russel Brain (1941)[3] が気づいています。Paterson, Zangwill の論文で特徴的なのは視軸の歪曲という症状です。軸の傾きの知覚異常です。垂直の軸が斜めに見えてしまうので，水平と垂直の軸を斜めに描いています。視軸の歪曲については大橋博司先生の『臨床脳病理学』(1965)[4] にも患者が棒を斜めに持っている写真が載っています（図 4-3）。その横には横書の文章を斜めに書き写している例が出ています。それと平面の傾きの知覚が障害されます。自転車の絵にそれがよくみられます（図 4-4）。車体は横から見た絵なのに車輪は前から見たように描いたり，車体は上から見た絵なのに車輪は横から見たように描いたりします。

空間的な位置の認識

河村　それは先生の研究とご関係があるのでしょうか。
酒田　われわれは頭頂間溝後部の外側壁にある CIP で長軸方位選択ニューロン[5] と平面方位選択ニューロン[6] を見つけました。前者は三次元的空間のなかで斜めに傾いた棒に反応するニューロンなのです。後者は平面の三

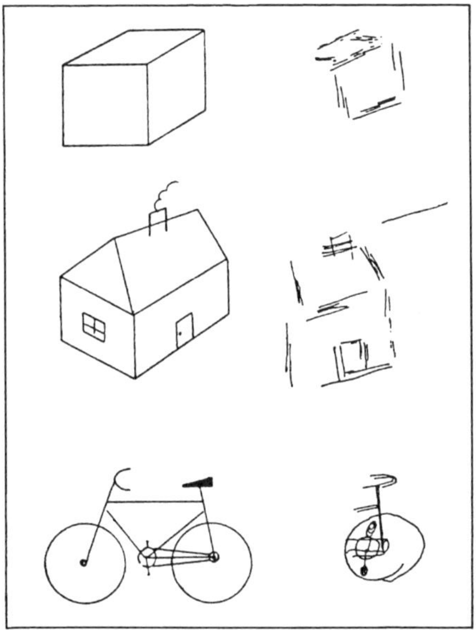

図 4-5　半側空間無視患者の模写に見られる立体感の喪失
患者の模写は左半分が欠けているばかりでなく，描かれた右半分も平板で立体感に欠ける（文献[7]より）。

次元的傾きを識別するニューロンです．それから三次元的な形の識別をCIPとその周辺でやっているらしいというデータが得られています．人間では構成失行の患者の絵に立体感の喪失を思わせるものがよくあります．例えば，Hécaneの絵（**図4-5**）[7]ですけれども，模写にみられる半側空間無視のサンプルとして立方体や家の模写をやらせて，左が欠けているとだけ書いてあったのですが，よく見ると見えている右側を平面的に描いています．

Holmes & Horrax の立体感の喪失

酒田　立体感の喪失で典型的な症例は，Holmes & Horrax(1919)[8]の症例です．これは**図4-6**に描いてあるように右側から入って左側に抜けた，

後頭葉の背側部の貫通銃創です．その時に鳥距溝の上側が損傷していることはこの視野の欠損を見ると一目瞭然で，下側は正常なはずです．つまり背側経路の選択的破壊が行われたに違いありません．それで，この人は形は見えるのですが，全部平たく見える．机でも椅子でも床と区別がつかない．Holmes も立体視の障害を伴っていると言っています．しかし立体視だけではなくて，遠近法などの絵画的な手がかりについてもやはり立体感を失っていると考えざるを得ません．

山鳥 この Holmes & Horrax の症例についてはかなり強烈な印象をもっ

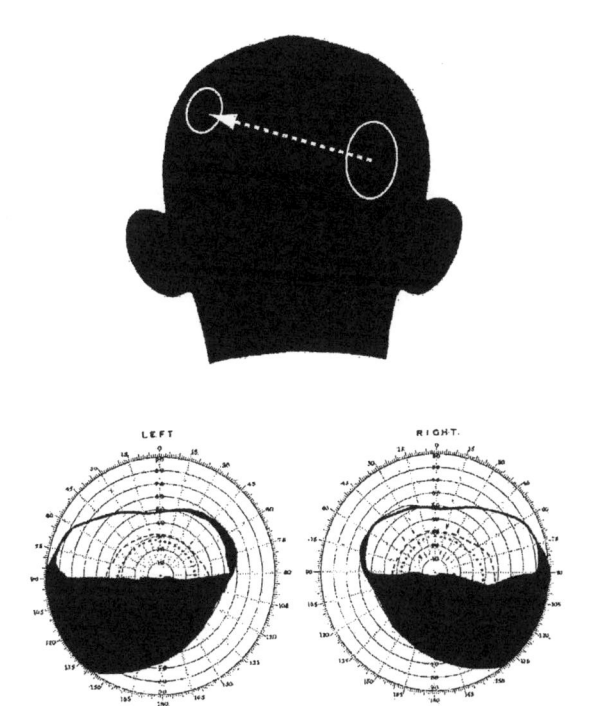

図 4-6　左後頭葉損傷患者の損傷部位と視野欠損
銃弾は後頭葉背側部を貫通した．鳥距溝の背側が大きく損傷されたことは下半分の視野欠損で明白（文献[8]より一部改変）．

ているのですけれども，きれいに選択的に深さの知覚がここで消えてしまう症例というのはその後もほとんど報告がないですね．人が歩いているのを見てもダンボールを切り取ったようなものが動いていくように見えるような感じがあったように思いましたが．

酒田 そうかもしれません．それに関連して私が聞いた1つおもしろい話は杉下守弘先生たちがなさった仕事で，磁気刺激（TCM）の効果です．初めにランダムドットのステレオグラムで立体視像が浮かび上がって見えることを確かめておきます．そこで，後頭部の背側を刺激すると，被検者が「あっ」と驚くシーンをビデオで見せてもらいました．両眼視差で浮かび上がっていた図が一瞬見えなくなったのです．刺激しているところは上のほうですから，おそらくV3Aが刺激されて立体視が妨害されるという観察で非常に印象的でした．

　立体感の喪失が顕著な例として最近話題*になっているウィリアムズ症候群があります．背側経路の発達が悪く，やはり平面的な絵を書くという報告がありました．しかし，意外なことに運動についてはMEG（脳磁図）で調べていますけれども，まったく正常です．つまり，背側経路にも2つあってウィリアムズ症候群では立体視の経路に欠陥があるけれども，運動視の経路は正常だということを示しています[9]．

2．運動視の障害とバリント症候群

運動視の障害

河村 もう1つ運動性視覚性失認といいますか，運動視の障害は追試がいくつかありますね．

酒田 あれはやはりV5/MTに相当するような外側の領域が破壊された

---

*注：この座談会終了後に立体感喪失の生々しい体験が発表された．山田規畝子『壊れた脳 生存する知』講談社，2004

とき起こります。Flechsig の地図を見ますと，そこだけ髄鞘化が早い領域があります。

山鳥 それはどこにあるのですか。

酒田 側頭後頭接合部の 16 番の領域（図 2-1 参照）で，ブロードマンの地図でいうと 19 野と 37 野の両方にかかっています。

酒田 そこが V5 だということは Zeki が PET で詳しく調べた研究で証明されています[10]。

V5/MT には皮質内に灰白質に有髄線維の濃い層があって髄鞘構築で境界鮮明な領域です。

河村 Zihl の患者さんは[11]前にテレビに出たことがありますね。やはり日常生活でかなり困っていらっしゃるようです。

酒田 LM の症例ですが，両側の V5/MT とその周辺の脳梗塞による破壊のまれな症例です（**図 4-7**）。Zihl は運動失認（akinetopsia）と名づけて詳しく調べています。道を渡ろうとすると車が急に近くに見えてこわいとか。

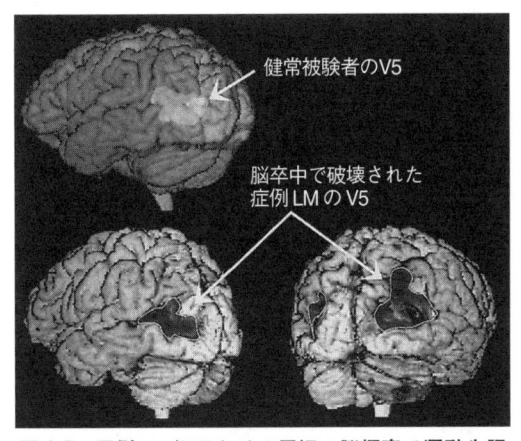

図 4-7 両側 V5/MT とその周辺の脳梗塞で運動失認になった症例 LM の病巣（Zeki, S：Inner Vision：An Exploration of Art and the Brain, Oxford Univ Press, 1999 より一部改変）

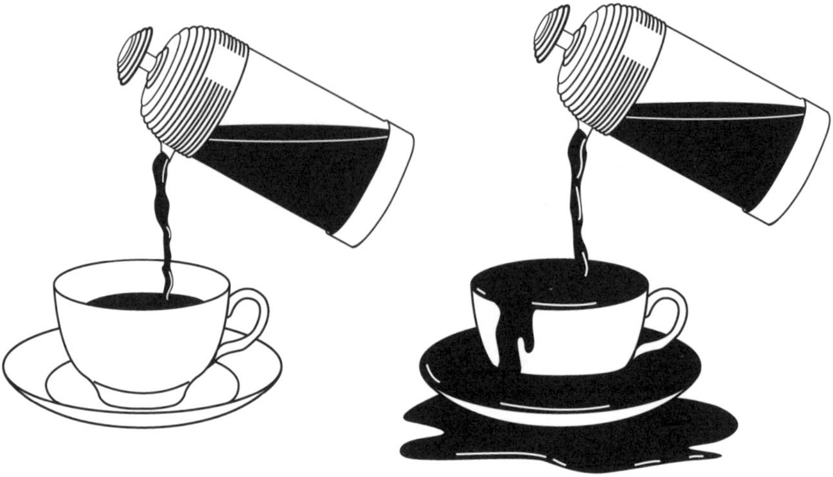

図 4-8　水面が固定してみえる運動失認の結果
ティーカップに紅茶をつごうとして溢れさせる。運動失認患者は水面が上ってくるのが見えない。

山鳥　あれも不思議な症例ですね。
酒田　ティーカップに紅茶をついでいるとき，水面が凍っているようにみえて上がってくるのがわからないから溢れさせてしまう（**図 4-8**）というのもあります。とくに奥行き運動の知覚障害が顕著なようです。

バリント症候群

河村　次にバリント症候群についてお願いします。
酒田　この章の初めに述べたように，Bálint の症例と Holmes の症例はほとんど同じように両側の下頭頂小葉の角回を中心とした領域が破壊されています。したがって，症状もほとんど同じですが見方がまったく違うのです。いまだにバリント症候群という名前が使われるのは患者の行動を見るかぎり，小脳変性でみられる運動失調などとよく似ているように思えるからです。
　まず，視覚性運動失調の主な症状は目標に手が届かないか，行き過ぎて

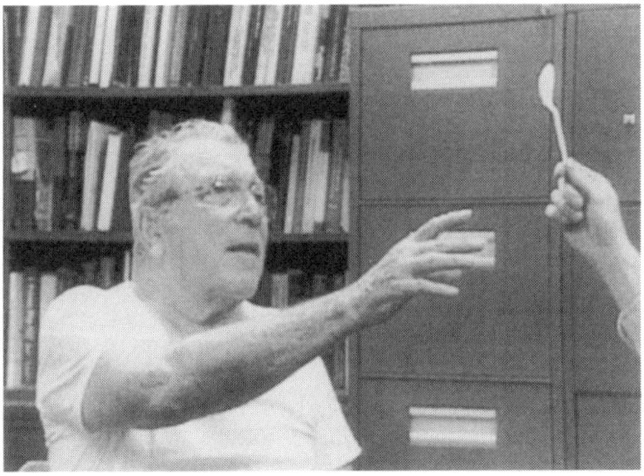

図 4-9 両側頭頂葉損傷患者のリーチングの障害
症例の RM はスプーンを注視しているのに，どこにあるかわからないので手探りする（文献[11]より）。

しまうリーチング（到達運動）の障害です。

河村　測定異常といっています。

　図 4-9 に Rafal が調べたバリント症候群のリーチングの障害の実例を示します[11]。目標の位置がわからないから手が届かないという感じが出ていると思います。図 1-6, c の症例でもドライバーを一生懸命見ているのに，手はずっと先のほうへいってしまっています。

田邉　それは遠近のことも入っているのですか。

酒田　もちろん遠近が主です。

田邉　バリント症候群の患者では「これを抑えてください」と患者の眼前に鉛筆を出すと，それを越えて私の鼻のほうまで手が伸びてきたりします。

山鳥　あれは短めに測定するよりも測定過大（hypermetria）のほうが多いね。

測定異常と到達運動の障害

酒田　この測定異常は目標の位置はわかっているのに手が思うようにそこにいかないという小脳性運動失調の場合とは違って，そもそも空間的位置

がわからないので，指を広げて手さぐりでつかむような動作になるのだと思います。

田邉 アルツハイマー病の患者を診るケースが最近多いのですけれども，やはり自動性，意図性の解離というか，非常に意図的になったり，検査場面ではうまくつかめないけれども，ふだんは結構リーチングがうまくできてつかめる。検査場面になるといけない。これは軽い場合はですけれども。

到達運動のルートは大脳皮質を介するものと皮質下のルートと両方ありますから，慣れて習慣になっている動作は皮質下のルートで無意識のうちにコントロールされている可能性もありますね。

酒田 リーチングには2つの相があると思います。最初に目標の距離を判断したらそこへ弾道的（balistic）にもっていく。そして最後の最終調整（final adjustment）という時期があって，これはフランスのJeannerodが分けているのですけれども[12]。final adjustment のところで小脳が重要な役割を果しているのだと思います。フィードバックでやるとうまくいかないですね。

山鳥 feed forward ですね。

feed forward の障害

酒田 どうしても feed forward の要素が要ります。小脳性運動失調でみられる満跚歩行（千鳥足）も，要するにフィードバックだけになってしまった結果，道の端に行かないと修正ができない。そこで反対のほうに行ってまた端まで行ってはじめて修正するからジグザグの歩行になってしまうわけで，まっすぐ歩けなくなる。リーチングの場合，目標に近づいたときに起こる企図振戦がそういう feed forward のコントロールの障害を表していると思います。バリント症候群の視覚性運動失調の場合は振戦はみられませんから，小脳性運動失調とはだいぶん違うようです。

山鳥 視覚性運動失調のことでおもしろいのは，人間の場合は平山惠造先生などがフランスの考えを整理されたことで，それによると注視点にリーチするのと，それから周辺にリーチするのではどうも違うみたいです。あ

あいうことはサルで実験があるのでしょうか．注視させるのはサルができるとして，それとは関係のないところを指させるということはどうなのでしょうか．

3. リーチングニューロンの障害

リーチングニューロンと視覚性運動失調

酒田 サルでリーチングについてまだそういう実験は行われていません．しかし，イタリアの Galletti が頭頂後頭溝の前壁にある V6A 野で頭部中心座標系の位置をコードしているニューロン群を見つけました[13]．周辺視でリーチするときには眼球の位置に無関係に頭部中心座標系で位置を表す必要がありますから，このニューロン群が重要な役割を果している可能性が高いと思います．

V6A ニューロンは眼がどちらを向いていても空間のある場所にある視覚刺激に反応します．つまり眼球運動の信号を取り入れながら，かなり複雑な情報処理を行って頭部中心座標系の位置をコードしているわけです．

臨床のほうで周辺リーチング（peripheral reaching）と中心リーチング（central reaching）に分けます．中心視の場合は完全に眼球の位置に依存していて視線の方向で位置が決まってしまうわけです．周辺視の場合はそれプラス網膜上の位置と両方の計算が必要なわけですが，それを V6A がやっているようです．上頭頂小葉が壊れたときに周辺リーチングができなくなるというのは，これで説明できると思います．

フランスの Garsin ら（1967）が "ataxie optique" と呼び，Rondot ら（1977）が視運動性運動失調と呼んで[14] Bálint の optic ataxie（視覚的運動失調）と区別しているのは，周辺リーチングの障害です．頭頂後頭溝周辺の損傷で起こる例が多く，検査のしかたは患者に正面中央の注視点を注視させておいて左右の空間に目標を提示して把握させるという課題で調べています．典型的なタイプは頭頂葉の病変の対側の空間で目標と大きなず

れがみられます。ただし，目標を注視して中心リーチングでつかめば容易に把握できるのが特徴です。

リーチング障害の責任病巣

河村 人間の到達運動の障害というのは3種類あって，先ほど山鳥先生がご指摘になった視覚性運動失調の2つのタイプと，もう1つキネステジーの障害で，体性感覚的な制御の問題が起こる。それは中心視野でも周辺視野でも同時に起こるのですが，周辺視野に強い。

2つの場所が責任病巣で，その1つは上頭頂小葉，もう1つは視床枕（pulvinar）です。ですから，到達運動の障害の責任経路としては，頭頂葉の経路とくに視床枕を介した経路を重視しているのですが。

酒田 確かに自己固有感覚的（proprioceptive）な関節や筋肉の感覚というものが大事だと思います。

河村 上頭頂小葉にそういう役割があるということはいかがでしょう。

酒田 もちろん，そうに違いないと思います。前に述べたようにブロードマン5野には肩を中心にした関節の情報と皮膚感覚の情報を統合して触空間の位置の知覚に関係しているニューロンがありますから。

河村 Bálintの視覚性運動失調と症候の内容があまり区別がつかないのです。ほとんど同じでした。

山鳥 かなり強いわけですね。

河村 非常に強いのです。自覚症状も強い。だた，バリント症候群の場合は両手に起こりますけれども，この場合は片方の手なので，それが違いなのでそれで区別がつくのですけれども，よく似ています。

空間的注意障害については何かございますか。

空間的注意障害

酒田 選択的注意で方向性のある注意（directed attention）に頭頂葉が関係しているという考え方は広く受け入れられています[15]。

ただ，私はいろいろな反応を何でも注意に結びつけるという傾向に非常

に抵抗を感じています。注意というものは，いわば反応を修飾する働きなので，反応そのものがどういう情報処理の結果として出てくるかということがわかっていないと意味がないからです。頭頂葉の機能の場合は対象の空間的位置を知覚する機能が基本で，その上にある場所に注意を向けるという機能が成り立っていると思います。Bálint の場合はおそらく注意を向けるという指令が出せないというよりは，視空間の枠組が失われているために場所を選んで注意を向けるということができなくなる。そう考えています。

山鳥 空間的注意障害の場合，複数のものがありますね。たまたま1つのものが意識に入りますね。そうすると，もう1つのものが空間的に近いところまできていても注意に入ってこないということがある。こういう場合には視覚性注意障害（visual inattention）というわけですけれども，先生のおっしゃっている注意とは少しニュアンスが違いますね。

バリント症候群と背側同時失認

酒田 最近，イギリスの Rafal とカルフォルニア大バークレイの Robertson がバリント症候群のことを詳しく論じた総説の中で視覚性注意障害について述べています[16]。両側頭頂葉の角回を含む領域が広く破壊された RM という症例です。一番はっきりしているのは一度に1つの対象しか見えないという症状です。図4-10 のようにスプーンとクシを重ねて見せるとクシだけしか見えないといいます。しばらくして，もう一度同じようにして見せると今度はしばらく当惑した様子でしたが，やがてどうやら背景にたくさん字を書いた黒板が見えると答えています。たまたまその時注視点にある対象だけが意識に上り，他の物は見えないという症状です。Farah はこれを背側同時失認（dorsal simultanagnosia）と呼んでいます。一度に1つの物しか見えないという症状は Holmes も両側頭頂葉の破壊症状の特徴として述べています。

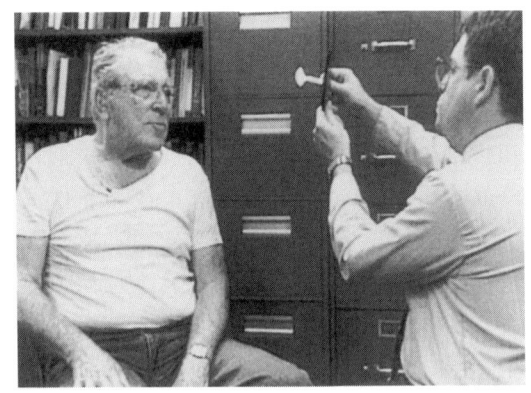

図 4-10　バリント症候群の空間的注意障害
スプーンとクシを重ねて見せて何が見えるか尋ねるとクシが見えると答え，それしか見えないという。一度に1つの物しか見えないのが特徴である（文献[11]より）。

アルツハイマー病の注意狭窄

河村　田邉先生，アルツハイマー病でバリント型とかいうでしょう。

田邉　視野狭窄みたいなものです。本当にアルツハイマー病で後ろがやられている，とくに選択的に頭頂葉のほうが主体でやられているタイプは本当にきれいですけれども，鉛筆を注視してもらって，横から腕を鉛筆に近づけて「今何が見えますか」と問うと，「鉛筆」だけしか答えられない。ただし，いつも視野が狭窄しているわけではない。ふだん全部が見えないかというとそうではない。何かを注視してもらったときにそれにだけ注意が向いている。それこそ視野狭窄みたいな…。

山鳥　注意狭窄ですね。それはそういう解釈は昔からしていますよね。

酒田　Bálint 自身も注意野の狭窄があると言っています。

山鳥　視野を測れば一応あるわけでしょうね。

酒田　視野を測ればあるといいますね。

河村　その視野はどうやって測るのですか。対座法（confrontation）ではそういうものを測りにくいでしょうね。

山鳥　指か何かそういうものを動かして，動いたら言ってというときには別に反応するけれども，「これ鉛筆ですよね。見ていてください。何かほかにきていますか」というときの反応がおかしい。

田邉　これはやはり意識的になればなるほどいけないのでしょう。アルツハイマー病の特徴は両側頭頂葉がやられているので，非常に頭頂葉の容量というか機能というものが落ちているわけで，そこでそれを使えと言われてもやはり注意が向かない。

山鳥　そういう感じですね。

注視麻痺と不注意

酒田　RobertsonとRafalは，バリント症候群の視覚性注意障害の基にある障害は健常者がもっていて注意を誘導する空間的表象が失われていることであり，ある対象に向けられた注意をいったん解除することができないために，ほかに注意が向けられないのだと述べています。

　もうだいぶ前の話になりますが，当時NIHにいたMickey Goldbergら(1981)が，視野のある場所に受容野があって，そこに注意を向けると反応が増強されるニューロンが下頭頂小葉の7a野にあるという研究を発表しています[17]。この場合の受容野がそのニューロンが受け持つ注意野に相当するということかもしれません。

河村　1つの理由で3つの症状が出ているということではなく，これら3つの症状は別々な基底をもった症候なのでしょうか。田邉先生，どうですか。

田邉　精神性の注視麻痺と視覚性注意障害との間にはある程度関係がありますね。

酒田　ありそうですね。微小電極法で頭頂葉を刺激して眼球運動を誘発する実験をしたことがあります[1-5]。最初何もしないで刺激したときにはサッケードが起こったのに，注視課題をサルに教えて注視しているときに刺激したら全然起こらない。注意に関してもそういうことはあるのではないでしょうかね。その場合，エサなどで周辺部に注意を向けさせるとそちらに

向かってサッケードが誘発される。1箇所に注意を集中したり注視したりすると，周辺に対する反応が抑えられてしまうということはきっとあるのでしょうね。

注視運動に関しても1箇所にロックしてしまうから，他の目標に向かって動かせないということがあるようです。

4. 身体図式と姿勢図式の障害

Head & Holmes の身体図式と姿勢図式

河村 身体図式の問題も大問題ですけれども，どのようなところが問題なのでしょうか。

酒田 身体失認にはいくつかの異なるタイプが含まれています。1つは自己の身体の存在を意識できなくなる単純な身体失認，2つ目は自己の身体の姿勢と運動と空間的位置がわからなくなる身体図式障害，3つ目は自己の身体の各部分を識別し指さすことができなくなる身体部位失認，4つ目は片麻痺の患者が麻痺した半身を自分の身体ではないと否認する「病態失認」と呼ばれる症状です。

身体図式は Head & Holmes（1911～1912）が提唱した1つの仮説的な表象ですが，長い間広く受入れられてきました。彼らによると，「身体の姿勢や受動的運動の変化は，タクシーメーターに距離が金額に変換されて表示されるように，次々に起こる変化を組み合わせてできる，ある基準に照らしてから意識に上る。この意識に上る以前の基準を「図式（schema）と呼ぶ」と述べています。意識に上る以前ということは主観的経験としても内容がよくわからないということになりますから，身体図式というのは大変曖昧な概念です。

Head & Holmes は身体図式を2つに分けました。1つは姿勢図式で自分の身体と手足がいまどういう姿勢またはポーズをとっているかを表します。もう1つは身体表面図式で身体のどの部分に触ったかを認識する働き

であると述べています。どちらかといえば姿勢図式のほうが具体的でわかりやすい概念です。姿勢図式の障害が起これば，個々の関節の動きは識別できるけれど，全体としてどういう姿勢パターンになっているかがわからないという症状が現れます。これはおそらく体性感覚系で皮膚や関節の情報を統合する機能が障害されたためと考えられます。こういう体性感覚の統合機能はサルでは上頭頂小葉（ブロードマン5野）にあることがわかっていますから，姿勢図式は主として上頭頂小葉の機能と考えられます。

最近，Wolpertら[28]（1998）は左上頭頂小葉の損傷で右上・下肢の内部表象が眼を閉じると失われるという症例を報告しています。この症例は身体図式（身体像）が視覚と体性感覚の統合を必要とし，頭頂連合野のより上位のレベルの機能であることを示唆しています。この内部表象はおそらく，反響回路のように循環して繰り返し興奮する再帰性回路によって維持されるのだろうと推測しています。そのブロードマン5野，すなわち上頭頂小葉が壊れると自分の手がどこにあるかわからなくなってしまうという症状が起こることがあります。

田邉　先ほど私が言った寝ているのを見ている症例がそうなのです。

河村　原因疾患は何ですか。

田邉　あれは出血だったかな。記憶が定かではないから。

河村　上頭頂小葉ですか。

田邉　ええ。とにかく自分が寝ているのに起きていると訴える。人が入ってくると床から出てくるという。

山鳥　私が相談を受けた症例でそういうのがあった。自分で見たことがなくて，「へえっ」と思ったけれども，何か床から人が出てくるようにみえるらしい。

酒田　自分が起きているはずだと思うから，そういう具合に感じるのですね。

河村　おもしろいですね。

酒田　このケースは姿勢図式の障害と視空間座標系の歪曲が同時に起こった症例ですね。

田邉　指揮者の岩城宏之さんが頸椎症になり，首を固定していたときでも同じような現象を体験しています。

半側空間失認と病態失認

酒田　もう1つの身体失認のほうですが，自分の身体の存在を意識しなくなるという意味での半側身体失認が視覚的な半側空間無視の症状と重なって現れる症例が Russel Brain (1941)[3] や Denney Brown ら (1952)[18] によって報告されています。

　いずれも右頭頂葉の損傷によるものですが，行動のうえでは左半身の着衣失行がみられます（図4-11）。やはり大事な要素は体性感覚と視覚の統合ということだと思うのです。サルでは頭頂間溝の底部にある VIP と下頭頂小葉の7b野はそういう機能を含んでいます。7b（PF）野は人間の上縁回（ブロードマン40野）にあたり，Brain はこの領域の破壊で半側身体失認になって，自分の手を見ても自分の手とは思えないという症例を

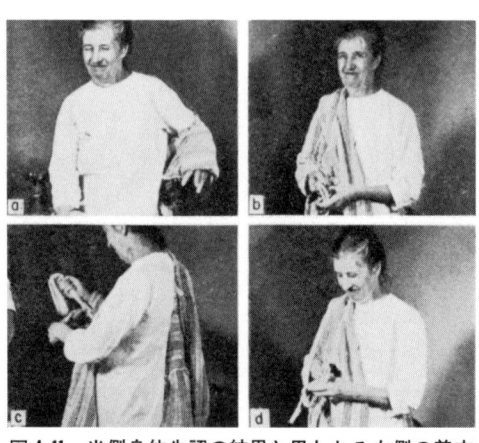

図4-11　半側身体失認の結果と思われる左側の着衣失行（文献[18]より）
a：ガウンを右側だけ着て左側は着ない。b：ガウンを右側だけ脱いで左側を残す。c：ベルトが結べない。

報告しています。その領域には二感覚性の体性感覚と視覚の両方に反応するニューロンがかなりある。そのうちの体性感覚が抜けてしまうと，自分の手であるという根拠がなくなってしまうわけです。たとえば，看護師の手を患者の前にもってくると患者はそれを自分の手だと思ってつかんでしまうという話があります。

山鳥 いろいろなことを言いますよ。これを「赤ちゃんの手」だとか「おばあちゃんの手」だとか。そういう妙なことを言うのがありますね。

酒田 それはいわゆる病態失認（anosognosia）の一種でみられるわけですが，正確にいえば，片麻痺の失認でとくに左側の片麻痺で起こることが多いといわれています。麻痺した手足が自分の体の一部とは思えないので「他人の手」と間違えたり，自分の手のほかにもう1つ第三の手があると思い込んだりします。脳の病巣は主に頭頂葉にあるといわれています。僕はこの症状は遠心性コピーの障害だと思っています。

山鳥 いや，私もそれは身体図式で説明するほうがわかりやすいような気がしますけれどもね。

酒田 その身体図式の要素として自分の手足を動かしているという運動指令の遠心性コピーが入っていると考えています。それに関連して最近「ゴムの手の錯覚」というおもしろい現象が発表されました（**図 4-12**）[19]。自分の手を隠して見えない所でバイブレーターに触っていて，それに合わせて見える所に置いたゴムの手にバイブレーターで触っているとゴムの手が自分の手のようにみえてくるという錯覚が起こってくるというんですね。この時 functional MRI を記録すると頭頂葉だけでなく，運動前野にも活動がみられるということです。

　身体図式に必要な情報の1つとして，自分が動かしているという命令のフィードバックもあると思います。それが失われると目の前にある麻痺した手は自分が動かしているわけではないから，「他人の手」だと思ったりすることが起こりうると思っています。

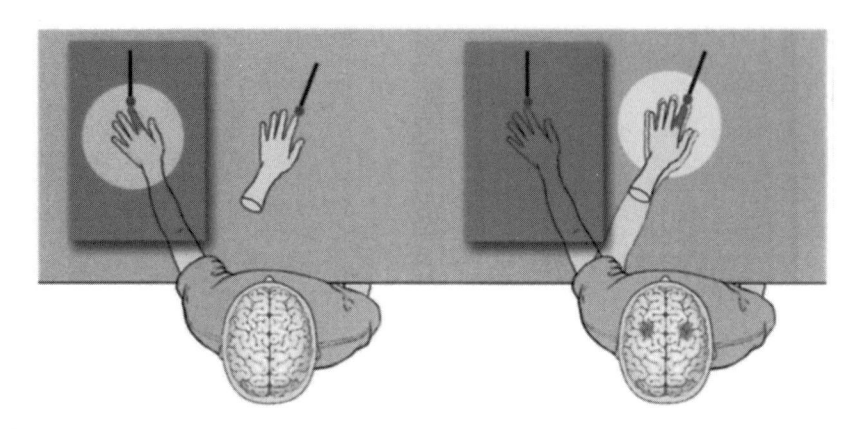

図 4-12 ゴムの手の錯覚
プレートで覆った左手の示指に振動刺激を与え，ゴムの手の模型にバイブレータを当てているところを見せていると，ゴムの手を自分の手だと思い込む（文献[19]より）。

ピック病とゲルストマン症候群

河村 身体図式のところで Head & Holmes（1911〜1912）を引用なさいましたけれども，身体像はピック病なのでしょうか。

酒田 Pick の元の論文を私は読んでいないので，Pick がどういうことを言っているのかよくわからないのでピック病に詳しい田邉先生，いかがでしょうか。

田邉 読みましたけれども，もう忘れました。ただ，あれは大東祥孝先生がどこかで結構まとめて書かれていると思います。

酒田 Pick の 1922 年の論文[25]を波多野和夫，浜中淑彦両先生が翻訳したものが『精神医学』(1979) に掲載されています。その中に後に身体部位失認(autotopagnosia)と名づけられた特異な症例が記載されています。この中で Head & Holmes の身体図式という概念を取り入れていますが，内容は Head と Holmes とはかなり違って自己の身体の空間像という意味の身体像を意味し，身体像が失われたために自分の身体の部分を指すことができず，時にはその存在が意識されずに捜し回るという特異な症状が現れます。とくに眼や耳や鼻など頭部の感覚器と背中など直接目に触れ

ない部分の存在が意識されない場合が多かったといいます。ここで想定される身体図式はどちらかといえば，Head & Holmes の身体表面図式に近いものです。身体の異常は頭頂葉の損傷で身体像が失われると，切断した手または足に起こる幻影肢も同時に消失すると述べています。

　Pick の考えは Gerstmann (1924)[26] に引き継がれ，ゲルストマン症候群の中心的症状である手指失認は身体図式の障害または自己の身体の定位障害が手指に限局したものであると考えていました。ご存知のように，ゲルストマン症候群は左の角回（39 野）の損傷で起こる症状なので，逆にいえばそこに自己の身体の空間的な地図が貯えられていると考えられるわけです。これは両側性で単なる知覚像ではなく，一種の記憶像と考えてよいと思います。手指失認はその記憶像と照合して自己の手指を同定する機能の喪失であると考えられます。

河村　Paul Schilder も "Das Körpershema"（身体図式）という本を書いています。1915 年ですね。あの人はだめなのですか。

酒田　その本は北条敬先生の訳も出ています[20]。Schilder 自身は主に(Schilder, 1923) 痛みと痛みの失象徴（asymbolia）を研究したのですが，Head と Holmes や Pick のことも論じています。

河村　ええ。おもしろい本なのですけれども，最初に出てくるものが知覚転位（alloesthesia）です。

山鳥　河村先生の仕事にありますね。

河村　つねっている場所の反対側の対称部位に痛みを感じるという。その症例からあの本は始まる。本全体の 1/5 ぐらいのスペースがあの現象の説明です。いろいろなことが書いてあります。英語に訳されて，それから日本語にも訳されてしています。

姿勢図式の障害

河村　それで気がついたのですけれども，平山惠造先生の「母指さがし試験」は受動的な関節位置覚の障害で，ある姿勢をとらせてその位置がわからなくなりますが，あれはやはりブロードマン 5 野ですね。

山鳥　あれもおもしろいね。
河村　すごく検出率が高く，鋭敏な検査です。閉眼で片方の親指を自分の片方の手でつかむ検査法で簡単な動作ですけれども，それができなくなる。「母指さがし試験」の障害も身体図式の障害としてとらえることもできます。
酒田　いわゆる触空間の認知を検査しているということですね。5野ニューロンには触空間に関係しているものがいくつかあります。肩が一番重要ですけれども，個々の関節の動きをばらばらに感じ取るのではなく，皮膚と関節の両方の情報を統合して触ったものの空間的位置を区別するのが5野の1つの機能ではないかなと思っています。

頭頂葉性カタレプシー

河村　parietal catalepsy という症状をご存じですか。
酒田　聞いたことはありますが。
河村　最近，何人かの症例を診たのですけれども，手をこう上げるとそのままになってしまうのです。右の5野あたりが責任病巣のようですが，やはり身体図式の障害なのでしょうか。
酒田　典型的な姿勢図式の障害だと思います。
　サルで体性感覚野の破壊実験で腕を上げてやるとそのままの姿勢でずっと動かさないでいたという報告があります（**図 4-13**）[21]。
山鳥　筋トーヌスはどうなっているのでしょう。
河村　他覚的には正常です。
田邉　脳血管障害でしょうか。
河村　ええ。
田邉　統合失調症（精神分裂病）でもみられる。
河村　右病変の左手だけです。
酒田　個別的な関節の感覚はあるわけですか。
河村　あります。
酒田　まさしく感覚統合の障害ですね。

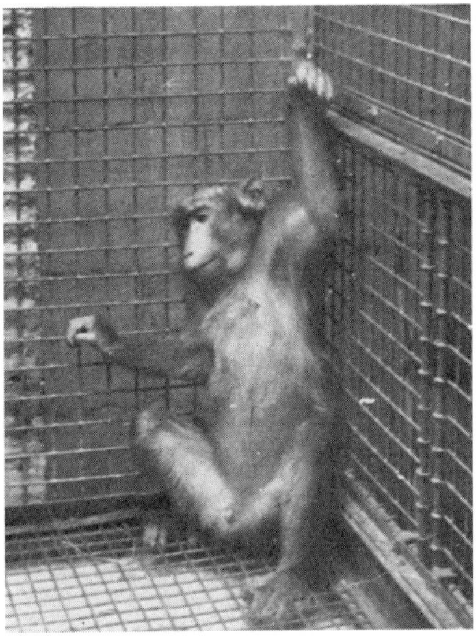

図 4-13 左中心後回（体性感覚野）破壊後に起こったサルの異常姿勢
このままの姿勢を長時間とり続ける（文献[13]より）。

河村　やはり頭頂葉は身体図式と明確に関連があるという気がします。

5. 失行とミラーニューロン

Liepmann の失行理論

河村　先生の失行に関する先生の考えを教えてください。

酒田　Liepmann が定義した失行症には 3 つのタイプがあります。1 つは肢節運動失行で，簡単にいえば手の運動の感覚的制御の障害です。責任病巣は中心後回です。『タッチ』の岩村吉晃先生が抑制物質のムシモールによる機能ブロックで，サルでその症状を実験的に作り出しました。2 つ目が観念運動失行で，敬礼，別れの挨拶などジェスチャーの障害と模倣運動

の障害の両方が含まれます。3つ目は道具の使用ができなくなる観念失行です。観念運動失行は今話題のミラーニューロン（mirror neuron）と関係があるという可能性が高いですね[22]。

　ミラーニューロンは腹側運動前野で発見されました。人間がある動作をするのをサルが見ているときに反応した細胞が，サルが自分で同じ動作をしたときにも反応するのでこの名前がつけられ，おそらく模倣に関係があるだろうといわれています。この腹側運動前野のカウンターパーツは，下頭頂小葉の7B野です。最近，Rizzolattiのグループが7B野でもミラーニューロンを記録しています。おそらく他人の動作を認識してそしてそれに合わせる領域としてはむしろ7Bのほうが中心だと思われます。われわれが調べた頭頂間溝前部のAIPのほうは自分の動作をオブジェクトに合わせるわけです。操作対象の形とか傾きとか大きさに自分の動作を合わせることに関係しています。

　AIPニューロンの視覚的な反応には対象型と非対象型があって，対象型は手の形を目標の形に合せるプレシェイピング（pre-shaping）に関係しています。初めは対象型の反応が調べられたので，球体や立方体などの三次元的図形を識別していることがわかってきました。もう1つの非対象型は暗くすると反応しないので視覚反応性があることは確かで，しかも操作対象の形によって反応が違うので，おそらく対象をつかむ手の形を見て反応しているのだろうということは見当がついたのですが，確証がありませんでした。

　最近になって，近畿大学の村田哲先生がサルの手の動作をビデオに撮って手の上に置いた小さなスクリーンに映すと，ある特定の手の形に反応するニューロンをAIPの近くで見つけました。これは手操作運動の正確なコントロールに役立つことはもちろんのこと，ミラーニューロンのように自分の手や「他人の手」の動作を認識する役に立つ可能性も高いと思います。したがって，手操作関連ニューロンの非対象型は観念運動失行とも密接な関係があると思います。

河村　まだ研究途中ということですか。

酒田　そうですね。しかし，すぐ隣の7Bでミラーニューロンが見つかったので，手の形の情報が一方はそれを模倣するために，もう一方は対象の形に合わせるためにというように別の目的に使われることがわかりました。

ミラーニューロンの習慣動作
田邉　ただ，ミラーニューロンはブロードマン44野のあたりにある，本来の観念運動失行は頭頂葉の破壊で起こる症状で，いわゆる慣習動作が自動的にはできるけれども，意識的にはできない。無意味動作の模倣手指のパターンとは少し違います。ミラーニューロンというものとわれわれが言っている観念運動失行を直接関係づけるのは飛躍しすぎと違うかと思います。それで，少なくとも学習した習慣，たとえば歯ブラシと歯磨きというような慣習動作の記憶は頭頂葉そのものにはないと思います。

　なぜかというと，頭頂葉そのものをやられて観念運動失行になっても，ふだんは自動的には慣習動作はできるからです。ということは，慣習動作の記憶が頭頂葉にあるのでは絶対ない。中心回領域から大脳基底核-小脳系のあたりがそういう習慣動作の記憶には大事になるから，ふつうの意味でのイミテーション，今話題になっているミラーニューロンのイミテーションとは少し別個に考えないといけないと思います。

　今言われた歯ブラシと歯磨きのような習慣動作は道具の使用にあたりますから，観念失行の範疇に入ります。これは第三の失行ですが，頭頂葉より広い範囲の障害ではないかと前からいわれています。

酒田　でも，KolbとMilner（1981）[23]が無意味動作の模倣を課題として患者でテストしています。そして左頭頂葉の損傷で模倣の成績が悪くなるという結果を報告しています。

無意味動作の模倣
田邉　山鳥先生は以前に無意味パターンの模倣について話されていましたね。

山鳥　無意味パターンは田邉先生がおっしゃったように習慣的な動きとは全然神経基盤が違う可能性はありますね。
酒田　その機能は7Bあたりにあるのではないかなと思っています。
河村　酒田先生は，秋元波留夫先生の臨床講義がすごく興味深いというお話を最初にされましたけれども，秋元先生の『失行症』という立派な本には失行について独特な考え方が示されていますね。
酒田　失行性失認（apractognosia）ですね。
河村　あれについては，先生どういうふうにお考えになっていますか。
酒田　そういう両方の側面があるというのはKleistが定義した構成失行で一番はっきりしていますが，今のお話のように，無意味動作の模倣という場合も明らかに認識と制御の両方が必要なわけですね。認識するということが前提で模倣ができるということになりますから，その認識を伴った行為にはやはり頭頂葉が必ず関係していると思います。それで，頭頂葉はどちらかというと，その行為の命令というよりはその行為を常に意識して，認識しながらコントロールするというときに一番働くのではないかと解釈しています。
河村　指令機能ではないのですね。
酒田　指令機能ではなくて。Rizzolattiの言う[22] action understanding（動作の理解）という表現がよく合います。

運動の知覚的制御と構成失行

河村　運動の指令だけではないのですね。
酒田　ええ。私は，知覚的制御と言っているのですけれども，そういう考えですね。意識的な随意運動の1つの側面というものはそういうものだと思います。意識してコントロールしている運動ということです。
田邉　先ほどの先生の言われたその無意味動作の模倣障害は，右半球障害でもいくらでも起こりますし，右半球でむしろはっきり出ることがある。運動性の錯行為というか，運動が変になったり，時空間的なエラーはむしろ右のほうでは目立たないのではないかと最近は思っています。

河村 私は少し田邉先生の考え方に反対なのです。無意味動作の模倣は，失行の患者さんで無意味動作だけではなく，慣習動作の障害のある人では必ず障害されています。左手の失行などでだんだんよくなっている人を見ていますと，最後に残るのは無意味動作の模倣なのです。ですから，その検査は失行の検査として適切でないと断言はできませんが，そこはもう少し議論しなければいけませんね。

山鳥 その無意味動作ですが，手の指なら手の指だけで意味を作る幾何学的空間的パターンの問題と，身体部分の全部を使う空間パターンの問題とはちょっと意味が違うでしょうね。

酒田 違うでしょうね。Milnerの論文は肩とか腕を含んだかなり大きな部分の模倣をテストしています。

山鳥 そういう空間的なものはやはり間違いますね。

河村 間違いますね。ただ，左手の失行などの場合は最初に近位部がよくなって遠位部の障害が残存します。

河村 もう1つ秋元先生が詳しく論じているのは構成失行です。絵を画いたり，積木を組み立てたりする構成行為ができなくなる症状を構成失行といいます。とくに手本を模写したり，それと同じ物を組み立てたりする場合には，手本の形や構造を知覚するという側面とその知覚に基づいて描いたり，組み立てたりする動作をコントロールする側面と両方があります。この両者が密接で切り離せないというのが秋元先生の考えです。

酒田 私はまず三次元的な形と構造の知覚という側面に注目して，三次元構造の識別が頭頂葉ニューロンの働きによるという確信をつかんだのですが，それをどこで構成行為と結びつけているかについてはまだ見当がつきません。たぶん，手操作におけるAIPのように，実際に運動の指令を出す運動前野またはそれより高次の前頭前野と頭頂葉の後部を結びつける領域があるだろうと思いますが，それは将来の課題です。しかし，構造を認識するのは右の頭頂葉で，動作をコントロールするのは左の頭頂葉であることは間違いないでしょう。

第5章
身体図式と空間の知覚

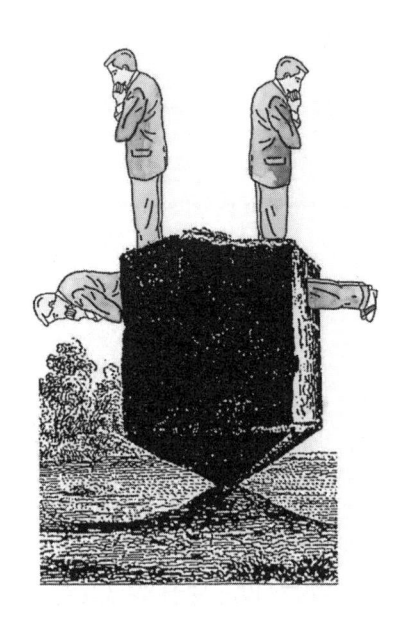

1. 身体と空間に関するニューロンの研究

体性感覚ニューロンの研究

田邉　次にブロードマン5野のお話をお願いします。

酒田　前にお話ししたように私が連合野のニューロン活動を記録し始めた一番最初の仕事が5野の体性感覚ニューロンの仕事です。まず第一に，単純な刺激には反応しないか反応しても非常に弱い。複雑な組み合わせの刺激に選択的に反応するという感じがわかったのです。たとえば1つの関節ではなくて2つ以上の関節の組み合わせ刺激に反応する。もう1つは皮膚と関節の組み合わせで，たとえば図5-1のように肘を曲げるときに，手掌の皮膚を触るとよく反応する細胞があります。結局，サルが自然の動作で

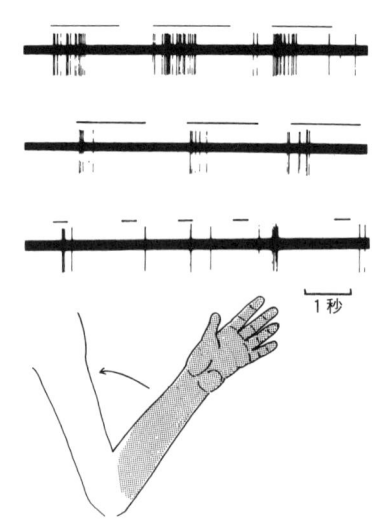

図5-1　5野の関節皮膚組み合わせニューロン（第1章文献[2]より）
上段：肘の屈曲と手掌を撫でる刺激の組み合わせ。中段：肘の屈曲のみ。下段：手掌の刺激のみ。

自分の身体や物を触るときのパターンに近くなってきます。

身体図式ニューロンの発見

酒田 たとえば**図5-2**のように，左手の上腕を右手で肩のほうに向かって擦る乾布摩擦のようなポーズが最適刺激になるニューロンの場合には，左下のニューロンモデルのように，左上腕に受容野のある皮膚ニューロンと右手の肘と肩の組み合わせに反応する関節組み合わせニューロンが興奮性の入力を与え，左肩と肘の組み合わせに反応する関節組み合わせニューロンが抑制性の入力を与えるような神経回路で反応選択性が説明できます。

このような一種の階層的な処理を行う回路が背後にあって，一見複雑にみえる姿勢とかポーズ，動作などがうまく表せるということがわかった。したがって，サルの上頭頂小葉のブロードマン5野の働きは皮膚と関節の感覚信号を統合して Head & Holmes（1911）の言う身体図式のうち姿勢図式を表すことであろうという結論が得られました。ただし，身体図式の知覚は過去のポーズと比較して得られるのではなく，その時のオンラインの感覚情報の統合によって得られるという結論になり，この点で Head &

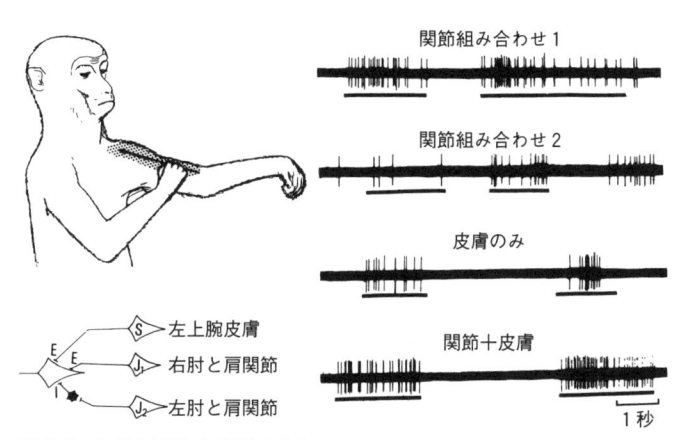

図5-2 複雑な関節皮膚組み合わせニューロン
最適の刺激は左肩屈曲と左肘伸展＋右肩屈曲と右肘屈曲＋左上腕皮膚刺激。左肩伸展は抑制的に作用する（第1章文献[2]より）。

Holmesの経験論的な理論とは合わない。しかし，これで身体図式がずっとわかりやすくなったと思います。

触空間の知覚と身体像

酒田 もう1つは皮膚と関節の組み合わせ，とくに肩の関節と皮膚刺激の組み合わせで，いわゆる触空間の位置の識別が可能になることがわかりました。皮膚だけの反応では二次元的な位置（体部位）しかわかりません。ブロードマン5野には，色々な向きで関節ごとに肩の関節の信号と皮膚の信号の組み合わせに反応するニューロンが多数ありますから，触空間の知覚が可能になります。さらにそれに関連した多感覚ニューロンとして，視覚と体性感覚の両方に反応するニューロンも5野と7野の境界で見つかりました。

その典型が図5-3の例ですけれども，これは少しあとから無麻酔で行動するサルで記録したニューロンです。手を口に近づけるという動作に反応するニューロンですが，目をあけてその動作を自分が見ていると非常に反応が強くなるというタイプのものです。このポーズは肩と肘の組み合わせでだいたい決まります。肩を内旋しておいて肘を曲げれば手が口に近づきますが，肩を外旋して肘を曲げたときは口に近づかない。その違いで，今やっている運動が手を口に近づける運動だということを識別しています。

それと対応して，視覚刺激を実験者が手を近づけるという動作で加えたときにはその視覚刺激だけにも反応する。目をあけてサルが自分の手を近づけると一番強い反応が出ます。体性感覚だけで決まる身体図式に加えて，5野と7野の境界領域には視覚と体性感覚の両方を統合して視覚的な身体像を知覚するようなメカニズムがあるということがわかりました。

これら一連の実験から考えられることは，一般に脳の中では階層的な処理で，単純なものからだんだん複雑なものへと処理を積み上げていくことによって複雑なパターンが認識できる，そういう神経回路があるに違いないということです。これは「神経心理学コレクション」の『タッチ』という本の中で岩村先生が強調していることです。脳の情報処理というものは

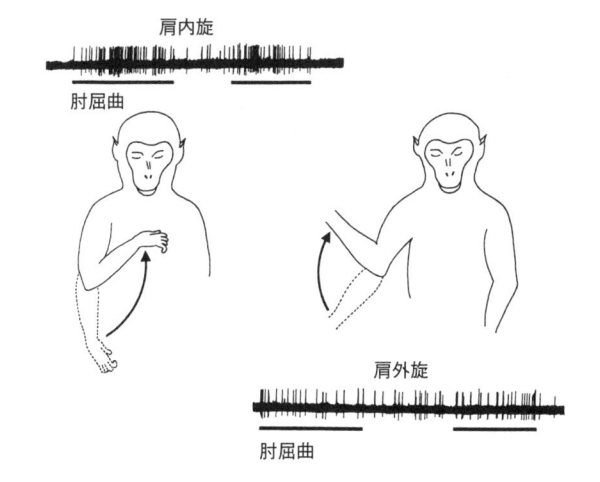

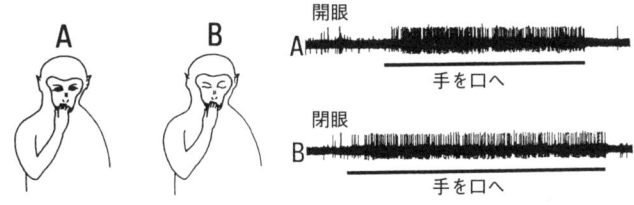

図 5-3 初期の多感覚ニューロンの記録
上：目を閉じて体性感覚のみの刺激（最適刺激は肩の内旋と肘の屈曲の組み合わせ）。下：眼を開けて手を口へ近づけるときに最適の反応を示す。(酒田英夫：伊藤正男(編)；脳と認識．平凡社，1982 より一部改変)

非常にロジカルなプロセスで進んでいるという強い印象をこの時に受けました。

行動するサルの研究

河村　その後，どのような研究をされてきたのでしょうか。

酒田　1971 年にドイツで体性感覚のシンポジウムがありまして，そこで 5 野の研究を発表して一区切りにしました。その翌年もう一度 Mountcastle のところへ留学して今度は覚醒した行動するサル（awake behaving monkey）を使って，いわゆる慢性実験を始めたわけです。いろいろな課題を教えてそれをやっている最中の活動を記録するという実験に参加させてもらいました。動くサークルの上に，発光ダイオードを内蔵したスイッチを載せ，その動きを目で追いかける追跡眼球運動と，静止したスイッチを見つめる注視運動とスイッチを押すリーチング（到達運動）の時に活動するニューロンが記録されました。

図5-4は，リーチニューロンの反応を示しています。サークル上の位置による反応の違いを調べていますが，ほとんど同じ大きさの反応が得られています。これは初期の装置が単純すぎて目標の位置を自由に変えられなかったためと思われます。これらは全部運動と関係がありますからMountcastleの解釈は，下頭頂小葉（7野）のニューロンは運動指令を出しているニューロンであるという考えでした。

さらに注視といっても，サルが興味をもって注意して見るという条件でないと活動しないという印象から選択的注意を重視して，運動の指令と視覚的注意が頭頂葉の機能であるという解釈をMountcastleはとったわけです。

私自身は前に言ったように運動指令の遠心性コピー，あるいは随伴発射といわれる信号を受けて活動しているという考え方をとっていました。頭

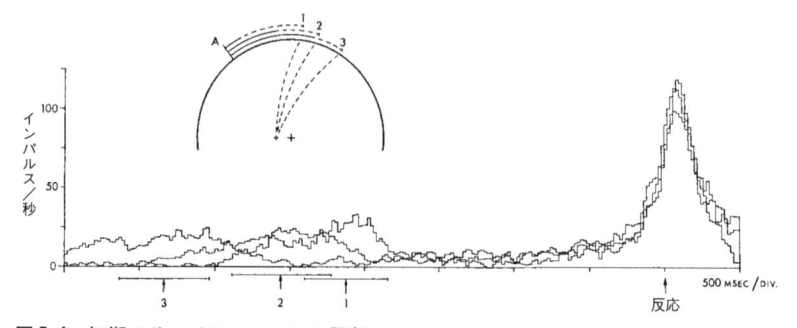

図5-4 初期のリーチニューロンの記録
サークル上を動くスイッチを1〜3の異なる位置で押したときのインパルスヒストグラムを手元のキーを離す時点で合わせて重ねた記録。反応の場所による違いはほとんどない（第1章文献[3]より）。

頂葉の機能としては，運動を起こすというより，知覚に関係した機能のほうがメインではないかという印象をもっていたからです。

注視ニューロンと奥行きニューロン

酒田 1973年にアメリカから帰ってきてから始めたのが三次元空間における注視と追跡の課題です。レールの上に発光ダイオードを載せて，いろいろな位置に固定したスポットを注視する課題と動きを眼で追いかけるという追跡眼球運動の課題を両方やらせたのです。Mountcastleのところでやっているときは，注視ニューロンに関しては選択性があまりはっきりしなかったのですが，これはもしかしたら上下左右の前額面だけでやっているせいではないか。これに奥行き方向の距離を変えるという第三の次元を加えたらもう少し選択性がわかるのではないかと思って，レールをボールジョイントのついた台に載せ自由にいろいろな向きに固定できるようにして，とくに奥行きの運動と自己中心的な距離の違いを出せるようにして実験しました（**図5-5**）[1]。

そうすると，注視ニューロンでも，**図5-6**にあるように，注視点が近くにあるときに反応するニューロンと，遠くにあるときに反応するニューロ

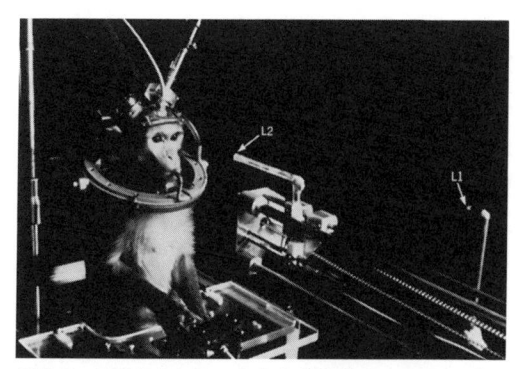

図5-5 前後方向にセットした移動装置上の光スポットを注視するニホンザル（酒田英夫：入来正躬・外山敬介（編）；生理学Ⅰ，文光堂，1986より）

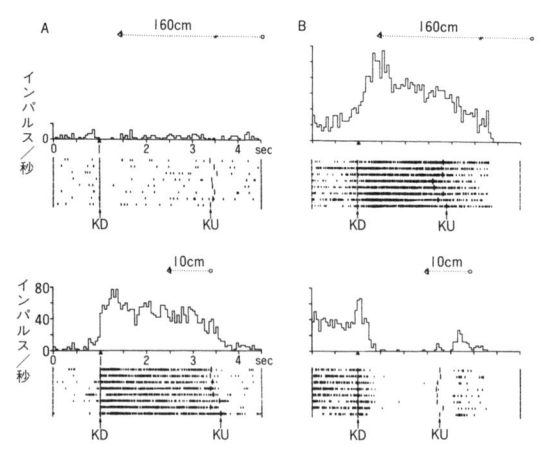

図 5-6 奥行き注視ニューロン
A：近くの注視（10 cm）で持続的に反応し，遠くの注視（160 cm）で反応のないニューロン。B：遠くの注視で持続的に反応し，近くの注視で抑制されるニューロン（第6章文献[1]より）。

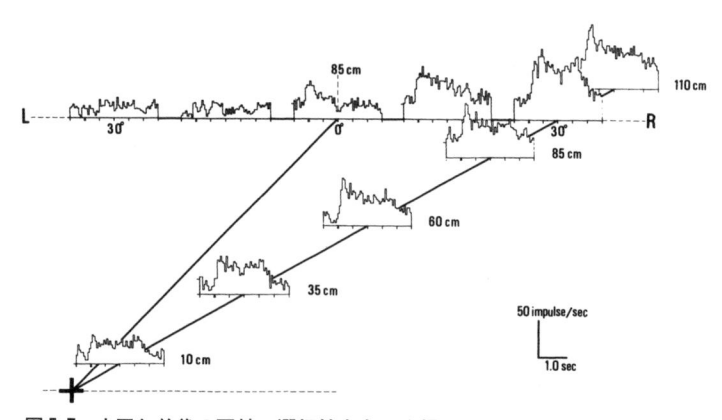

図 5-7 水平と前後の両軸に選択性をもつ注視ニューロン
距離と方向による反応の違いを，各点での反応のヒストグラムで示す（文献[1]より引用）。

ンが見つかりました．そして**図 5-7** に示すように上下左右の視線の方向の識別と組み合わせると，三次元空間内のある位置で最大の活動をするようなニューロンがあるということがわかりました．おそらくこれは遠心性コピーによる眼球運動の信号で，空間的な位置を識別するという働きが少なくともこの下頭頂小葉の 7A（PG）の領域にあることを意味すると考えて論文を書きました．その遠心性コピーについて，von Holst の考えに非常に魅力を感じたのです．

2. von Holst の距離に関する恒常性の発見

大きさの恒常性

酒田 ここで von Holst が発見した距離に関する大きさの恒常性の効果について説明したいと思います[2]．というのは，自分の手を近づけたり，離したりして見るとわかるのですけれども，距離を変えても物の大きさはほとんど変わらないようにみえます．これを「大きさの恒常性」といいます．肉眼で両眼視しているときは大きさの恒常性が保たれています．これは手の運動の制御には非常に重要なのです．手のグリップサイズを対象の大きさに合わせるには，距離を変えても見える大きさは一定でないと困るからです．

　それが網膜像の大きさの距離による変化が輻輳運動と調節運動の遠心性コピー信号によって相殺されるためだというのが von Holst の理論です．そのために手の届く範囲では恒常性が非常によく保たれています．

　図 5-8 は心理物理的な測定のグラフです．距離の範囲は 10〜50 cm ですから，5 倍違うのに肉眼では大きさが同じようにみえるのです．レンズ調節と輻輳角を別々に変えると大きさは網膜像の大きさと肉眼で見た大きさの中間の値になります．距離についても Hofsten の心理物理学的な実験があって，立体視用の偏光フィルターを付けて左眼用と右眼用のスポットを融合させ，2 つのスポットの間の距離を変えて輻輳角を変えます．そ

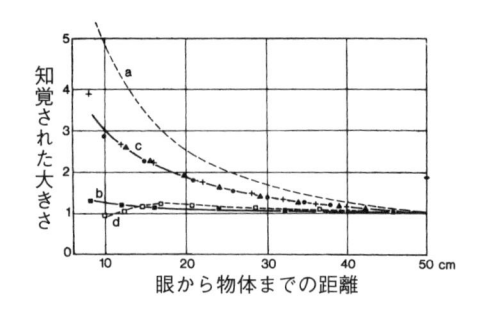

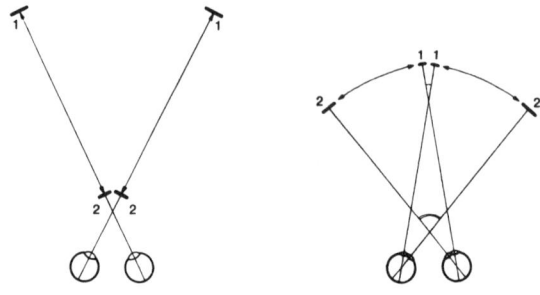

図 5-8 von Holst の大きさの恒常性の心理物理学
a：計算した網膜像の大きさ。c：輻輳角変化とレンズ調節変化による大きさを別々にプロットした曲線。b：両者の効果を掛け合わせた値。d：肉眼で見た大きさ。
左下：輻輳角を変える装置（距離一定）。**右下**：レンズ調節を変える装置（輻輳角一定）（文献[2] を一部改変）。

うすると，角度の変化が距離の変化として知覚されます(**図 5-9**)[3]。こういう心理物理学的データがあるので，奥行き注視ニューロンの活動が眼からの距離を表すと推定できるわけです。もちろん，この信号は遠心性コピーである可能性が高いのです。

河村 von Holst というのは心理学者ですか。

酒田 心理学者というよりは動物行動学者ですね。Konrad Lorenz に近いような人です。

河村 ああいう人なのですか。

山鳥 私の教科書にも遠心性コピーは紹介されていますよ。これは非常に魅力的な考えですね。

2. von Holst の距離に関する恒常性の発見　113

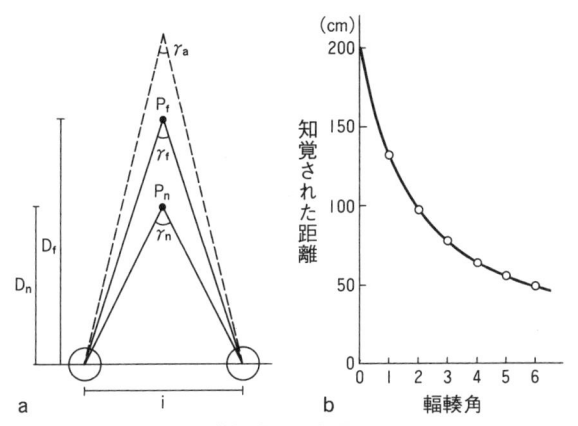

図 5-9　輻輳運動の距離知覚への効果
a：輻輳角と距離の関係を示す模式図。b：知覚された距離と輻輳角の関係。白丸は測定値，実線は計算値（文献[3] より）。

　眼を動かしても周りは止まってみえる。その説明にこのキャンセルするという抑制の機能をいうのですね[4]。大きさの恒常性もある意味で抑制ですね。でも，実際に距離を判断するときはむしろポジティブに距離を表す信号として働きます。

頭頂葉と知覚

酒田　私は結局 von Holst の考えにヒントを得て，知覚的な側面が頭頂葉では一番重要なのではないかという解釈をしたわけです。ところが Mountcastle の解釈は違っていました。とくにそれを引き継いだ Richard Andersen は，頭頂間溝の外側壁の LIP のニューロンの活動は眼球運動の計画または意図，これから起こすサッケード運動の意図を表すと主張しています[5]。運動に関連する活動という側面は確かにあるとは思うのです。あとでお話しする手操作関連ニューロンの場合も 3 つのタイプがあって，運動優位型，視覚優位型と視覚運動型に分かれます。運動優位型は確かに運動するときに視覚とは関係ない活動を示します。でも私は運動の意図を表すとは思わないのです。あとからわかったことですが，指令を出してい

るのは運動前野です。刺激実験などから考えれば絶対前のほうです。後ろのほうでそれをモニターしていると思うのですね。眼球運動の場合は前頭眼野と補足眼野から指令が出ていると思います。ところが，Andersen らはあくまでも意図だというわけです。最近も"intention map"というタイトルでレビューを書いています[6]。

知覚か運動かで対立する頭頂葉

山鳥　そのお考えは，ずっと先生とはずれたままになっているわけですね。

酒田　それが今は支配的なのです。"Parietal Lobe"[19] という本が最近出ました。私も grasping について書いたのですけれども，Andersen のタイトルは"Sensory motor integration"（感覚運動統合）です。視覚運動変換という言葉も出ています。しかし空間視とか空間知覚についてはまったく何も書かれていません。私も能動的な運動に関係のある活動が頭頂葉にあるということそれ自体は否定はしないのですけれども，それが運動の意図を表すというのはおかしい。

　しかも記録している反応は，たとえばサッケードを起こすときにそれに先行してバースト状（群発性）に出るというタイプの活動ではないんです。ほとんど持続的な活動です。Andersen が記録している場所は頭頂葉の中で LIP という領域なのですが，頭頂間溝の外腹側壁です。ここで，サッケードに関係したニューロン，それから眼球の位置に関係したニューロンもあります。Andersen に言わせると，これらがすべて意図を表しているというわけです。私は頭頂葉は運動の意図を表すというよりは運動のシグナルを使って空間的な位置を表す，そういう知覚的機能が頭頂葉の中心的な機能であると思っているんです。

　最近，Andersen のグループは頭頂葉リーチ領域という領域を見つけ，ここのニューロンがリーチングに先行して活動するというデータを発表しています。この場合は運動との関係がより密接ですが，やはり運動指令は運動前野から出されて頭頂葉はそれをモニターしていると考えるほうが自

然だと思います。

Goldberg の注意論

酒田 もう1つの意見は，NIH の Mickey Goldberg が intention（意図）ではなく，attention（注意）だと言ったのです。Mountcastle が私が留学していた時期の研究をまとめて 1975 年に出した有名な論文がありますが，その時彼は指令機能（command function）と言ったのですが，それに対して Goldberg は批判をして，頭頂葉のニューロンの反応はすべて感覚性である。視覚性あるいは体性感覚性でその反応が注意によって修飾されるだけだと主張しました。運動に関係したようにみえるけれども，それは運動ではなくて運動の目標に注意を向けるためだと言っています。

Micky Goldberg は眼球運動とは独立に注意を向けるだけで反応が増強する視覚ニューロンを記録していますからそれが視覚的注意に関係があることは間違いないわけですが，それを一般化して運動に関連するニューロン活動がないというのも間違いです。

3. 追跡運動と運動制御に関する研究

追跡ニューロンと誘導運動

こういう議論が錯綜しているときに，われわれは視覚的追跡ニューロンが視覚対象の運動の知覚に関係しているという確かな証拠をつかみました[7]。それは眼球運動と逆向きに動く背景の網膜像の効果です。ほとんどの追跡ニューロンは明るいところで記録したときに反応が強くて，暗室で動くスポットだけを見ている場合は反応がずっと弱くなるんです（図 5-10, a）。しかし，図 5-10, c のように背景に何か刺激を出しておくと反応が非常に強くなります。そこで眼を固定しておいて刺激を動かすと，これにも反応するのです（図 5-10, b）。追跡眼球運動の適方向とはちょうど逆向きの動きに反応します（図 5-10, b）。

眼が動いて背景の網膜像が逆向きに動くとそれも刺激になる。ですか

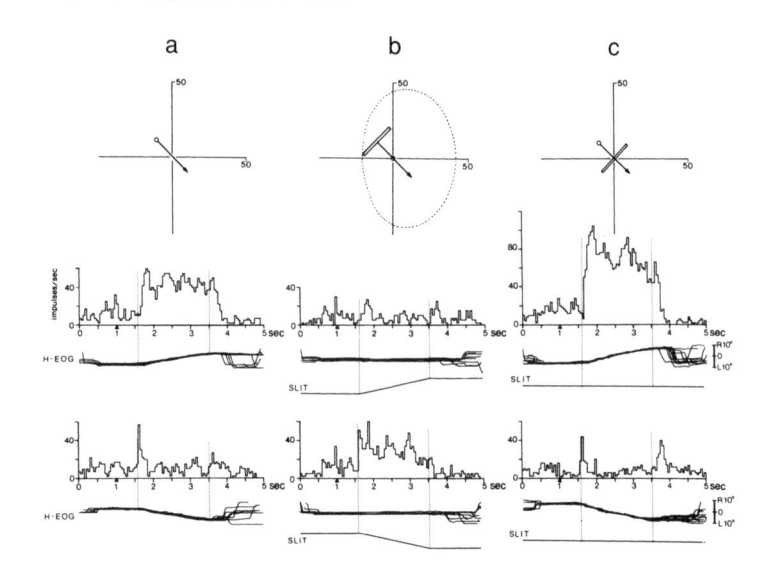

図 5-10　視覚的追跡ニューロンの背景の動きへの反応
　a：暗室内の追跡運動への反応，b：スリットの動きへの反応（適方向は追跡運動の逆）c：静止したスリットを横切る追跡運動への反応（文献[7]より）。

ら，結論としてはこれは眼球運動のシグナルとそれから背景像の動きのシグナルと両方受けて，目標の動きを表しているニューロンだろうと推定しました。

　これに関係した心理現象としては，ゲシュタルト心理学の Duncker が発見した誘導運動という錯視現象があります[8]。暗室で固定したスポットをじっと見ていて，周囲の枠を動かすとスポットが「すうっー」と逆のほうに動いてみえます（**図 5-11, b**）。

　それを説明するモデルとしては単純化すれば眼球運動信号と網膜信号の両方を受けているニューロンがあると考える（**図 5-11, a**）と説明ができる。この場合も眼球運動のシグナルはターゲットの動きとして知覚のほうに使われていると思われます。この場合も眼球運動信号は遠心性コピーである可能性が高いと考えています。

3. 追跡運動と運動制御に関する研究　117

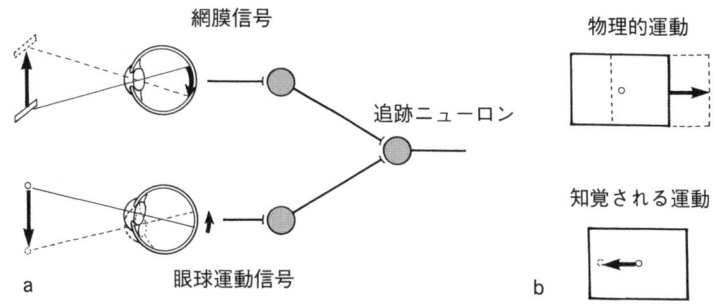

図 5-11　誘導運動の錯視が起こるメカニズム
a：スポットを追跡する眼球運動の信号と，背景像の動きの網膜信号が追跡ニューロンに収束する（文献7)を一部改変）。b：物理的運動と知覚的運動の関係。四角い枠の物理的運動とは逆向きの注視スポットの動きが知覚される。

Mountcastle 先生との対立点

酒田　本章の結論としては，頭頂葉の機能は運動の指令または運動の発現や意図というよりはむしろ知覚に最も近い働きをもっていて，運動のコントロールも知覚しながらコントロールするという知覚的な制御であるということです。

河村　ちょっと質問したいのですが，Mountcastle 先生と酒田先生とはずいぶん重要な仕事のなかで見解が異なりますね。

酒田　確かに違うのです。

河村　そういうところはどういうふうにクリアなさったのですか。

酒田　いや，意見の対立はクリアしたわけではありません。

河村　論文は共著で書くわけですね。

酒田　共著で彼が書いた論文については別に特別のクレームはつけないで，自分は自分で実験して，別の意見で論文を書くというかたちです。

河村　先生は怒らないのでしょうか。

酒田　怒りはしないですね。相変わらず主張は変えませんけれども。実験結果は信用してくれるので，けんか別れになりませんでした。

山鳥　指令ではなくてもう少し違うのだろうけれども，たぶん，遠心性コピーか随伴発射（corollary discharge）かという考えだろうということな

のですけれども，基本的にそれはどこがどう違うのかということをもう少し咬み砕いて教えていただけないでしょうか。

酒田　つまり運動を起こすところは別のところにあって，具体的にいえば前頭眼野（frontal eye field）ですね。その中の一番メインはサッケードです。電気刺激すると急速眼球運動をいろいろな方向に起こすのですが，これは非常に低い閾値で起こります。大体 $10\,\mu\mathrm{A}$ というオーダーの刺激で起こります。

　頭頂葉でわれわれが微小刺激をやってみたのですが，サッケードを誘発する閾値は最低でも $50\,\mu\mathrm{A}$。大体 $100\,\mu\mathrm{A}$ 以上です。同じ運動を起こすのに 10 倍以上の刺激がいる。ですから，これはやはりそこから遠心性のシグナルを出しているというよりは，それを受けているというほうが正しいという感じをもつわけです。

山鳥　もう少しそれをクリアにすると，指令（コマンド）は前頭葉に元があって，そこから出る側副回路を介して遠心性コピーを頭頂葉で受けているということですね。

酒田　そのとおりです。

運動制御に関するニューロン

酒田　もう 1 つ加えさせていただくと，運動制御に関係しているニューロンも確かにあるんです。追跡眼球運動について言いますと，小脳が関係しています。京大の河野憲二先生がずっと追跡眼球運動の運動制御のことを研究しています。その場合，非常にクリアに反応が出る刺激としては，**図 5-12** のように視野全体をカバーするランダムドット・パターンをさっと動かす刺激があります。非常に有効ですが，これを追従眼球運動と呼びます。追跡眼球運動と紛らわしいのですが，少し違う。もっと反射的な運動です。その動き全体についていく。背景全体の動きについていく運動で追跡眼球運動より早く起こります。

　その経路を彼は調べたのですけれども，背景の動きに対する視覚反応はまず頭頂葉の MST で起こり，背外側橋核（DLPN）に伝えられ，そこを

3. 追跡運動と運動制御に関する研究　119

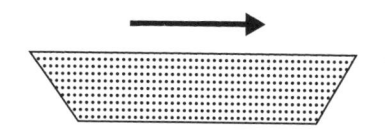

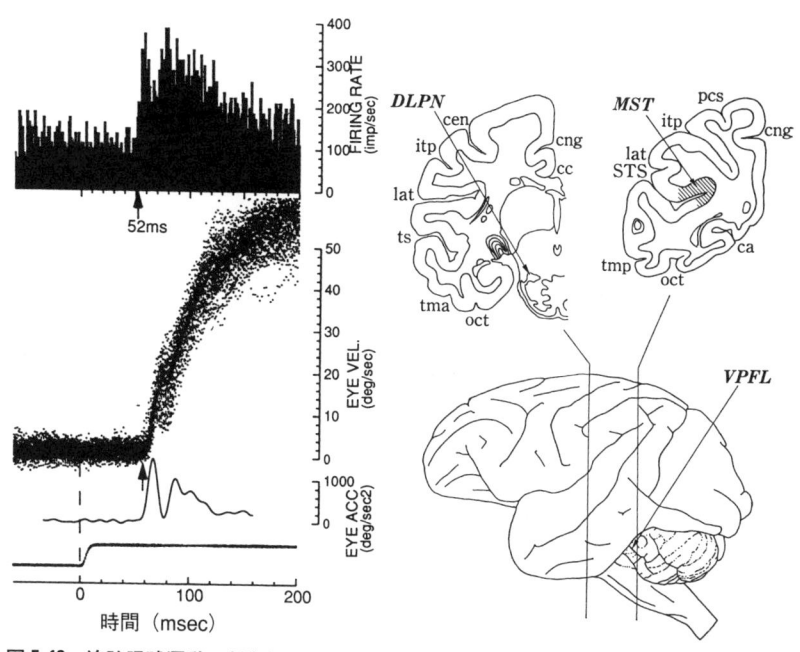

図 5-12　追跡眼球運動の制御経路
上：背景全体を動かす刺激（文献[9]より）。左下：背外側橋核の反応（潜時 52 msec）とそれに続く追従眼球運動（Shidara & Kawano：Exp Brain Res 93：185-195，1993 より）。右下：経路にあたる 3 つの部位；MST，背外側橋核（DLPN），腹側旁片葉（VPFL）（河野・設楽：計測と制御 33：274-281，1994 より）。

通って小脳の腹側傍片葉（VPFL）に行ってそこからアウトプットにつながっています[9]。小脳の場合，ご存じのようにプルキンエ細胞は抑制性ですから，小脳核にあるアウトプットニューロンにつながっています。この経路で少なくとも追従眼球運動はコントロールされていて，これがおそらく追跡眼球運動にも同じ経路が使われていると思います。そういう意味で知覚と運動制御，運動の非常にスムーズな正確なコントロールをするには小脳が関与していると考えられます。

河村 彦坂興秀先生の「神経心理学コレクション」『眼と精神』でお話を伺ったときに，眼球運動というと必ず大脳基底核が出てきたのですけれども，先生の場合は小脳がよく出てきます。大脳基底核はどうなのですか。

酒田 頭頂葉の特徴は追跡眼球運動に重要な役割を果たしていることですが大脳基底核はサッケード運動が中心なので，頭頂葉との関係はあまり調べられていません。たぶん，記憶誘導型の眼球運動では頭頂葉と大脳基底核の結合が重要になってくると思います。

4. 視覚と体性感覚の統合と多感覚ニューロン

多感覚ニューロンの発見

山鳥 先生のお話のなかでくっきりしてきたのは，頭頂葉は後方にいくほどだんだん複雑な視覚と関係してくるということで，ニューロンの性質がだんだん変化していくということが1つポイントだったと思いますが，そのなかで多感覚ニューロンに関して少しお教え願えないでしょうか。

酒田 多感覚ニューロン，とくに視覚と体性感覚の二種感覚ニューロン（bimodalの細胞）は，一番初めに5野の記録をしたときにすでに見つかりました。たとえば，胸の皮膚を撫でると反応する細胞が，皮膚に触らないでもその上を横切るように実験者が手を動かすと反応する場合がありました。

山鳥 それは非常におもしろいと思いますが，そもそもそれを発見された

きっかけは，頭の中で手を触らせたらどうなるかということなのか，偶然発見されたのか，そういうことをお聴きしたいのですが．

酒田 それはある日一緒に実験していた渋谷英敏さん（都神経研究所技術課長）が，「先生，触らないでも反応しますよ」と言うので，よく見たら筋弛緩剤で眼がほとんど閉じているのに胸の皮膚に触らないで実験者が同じように手を動かすと反応したのです（図 5-13）．

山鳥 それは，サルの手を実験者が持って行ったのですか．

酒田 いいえ，最初は実験者が自分の手で触るわけです．皮膚の刺激ですから．

触らないでも反応するニューロン

山鳥 最初は実験者がサルの胸を触ったわけですね．

酒田 胸を触って，方向選択性のある反応が得られたあとで「触らないでも反応する」というので私もやってみたら確かに反応が出た．そこで眼を絆創膏で閉じてやると反応しない．それで視覚的な動き刺激にも反応することがわかったわけです．

それから気をつけて見ていたらいろいろあって，手を口に持っていくような動作で反応する細胞が実験者の手を近づけても反応するとか，頭をなでると反応する細胞が頭の上で実験者の手を動かすと反応するというようなニューロンがいくつか見つかった．ブロードマン 5 野の場合は，あくまでも体性感覚の反応が優位で，視覚に反応するニューロンはそうたくさんはないし，また反応もそう強くない．

ところが，それからあとでフィンランドの Hyvärinen が下頭頂小葉でもっと視覚反応の強い多感覚ニューロンを発見しました[10]．彼は最初に留学したときの相棒で一緒に 1 年間研究して，非常に話が合いました，Mountcastle の批判も遠慮なくしながら研究しました．彼はフィンランドに帰ってから頭頂葉の実験を始めて，下頭頂小葉のニューロン活動を麻酔しないサルで記録して実験しました．実は，Mountcastle と私を含めた共同研究者の論文が 1975 年に出ているのですけれども，その 1 年前に彼は

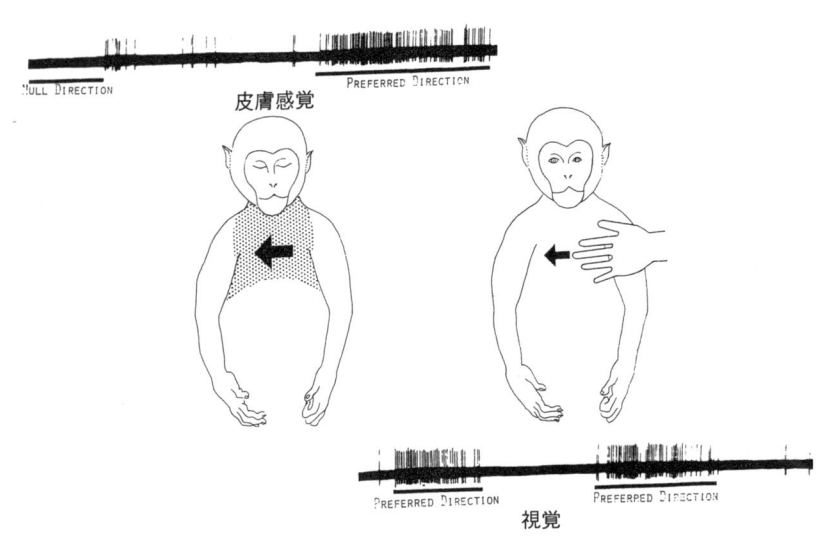

図 5-13　5 野の多感覚ニューロン
左上：皮膚刺激に対する反応，適方向は左から右，受容野は胸部全体。右下：視覚刺激（実験者の手をサルの胸の近くで動かす），適方向は左から右（第 1 章文献1)より改変）。

"Brain"に頭頂葉の仕事を発表しました[11]。その時，一番はっきりしていたのは Mountcastle のところでも見つかった，追跡眼球運動に反応するニューロンだったのですが，その後，主として Vogt の 7B 野または von Bonin Bailey の PF 野で，二感覚性（体性感覚/視覚）のニューロンをかなりまとめて記録しました。**図 5-14** はその一例でサルの口の周りに皮膚の受容野があって顎に触ると反応する。次にサルの手を顎に近づけると反応し，3 番目に実験者の手を顎に近づけても反応する。3 番目は純粋に視覚的な反応です。共通なのは顎（口）に何かを近づける動きです。

視覚と触覚の両方に働くニューロン

山鳥　二感覚性の刺激に反応しているという着眼というか，単に視覚的なものではなくて，触覚と両方に反応したのだということを思いついたのはすごいですね。

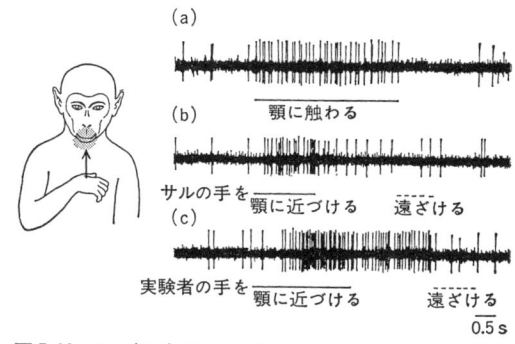

図 5-14　7ｂ（PF）野の多感覚ニューロン
(a)：顎の皮膚に触れる刺激への反応。(b)：サルの手を顎に近づける関節組み合わせ刺激への反応。(c)：実験者の手を顎に近づける視覚反応（文献[10]より一部改変）。

酒田　Hyvärinen も，最初のきっかけは偶然だったみたいです。手にスポットライトのようにあたっていた光を遮ると反応するというのが最初のきっかけで，あとは注意して調べると触覚と視覚の両方に反応する細胞がたくさんあるということがわかったようです。でも，そんなに突飛な発想ではなくて，連合野については 1960 年代から多感覚反応を誘発電位で記録して視覚，聴覚，体性感覚の全部に反応する領域があるということは何人かの人が言っていたし，連合野の連合という意味を感覚の連合と考える人が結構多かった。

　ですから，そういうものがあるということは皆考えていたことなのですけれども，具体的に調べてみると，やはり受容野と方向選択性が空間的に一致していることがよくわかります。そして，しばらく遅れてから，イタリアの Rizzolatti が運動前野でニューロン活動を記録して多感覚ニューロンを見つけています[12]。Rizzolatti は皮膚に近いということを非常に強調しました。

山鳥　皮膚に近いと言いますと？

酒田　視覚の受容野が皮膚のすぐ近くにあるというので，たとえば**図 5-15**のように口の周りや手の周りに受容野があって綿球を皮膚に近づけると反

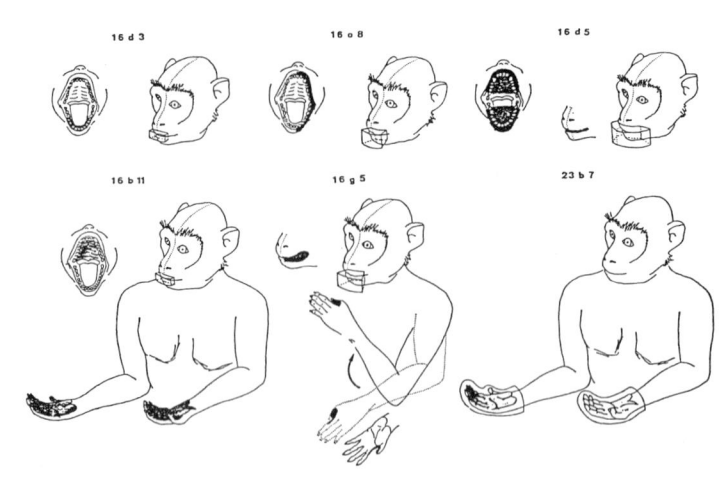

図 5-15 腹側運動前野の多感覚ニューロン
口の周りの皮膚と口腔粘膜に受容野をもつニューロンが口の近くに視覚の受容野をもつ。手の皮膚に受容野をもつと同時に手袋のような視覚受容野をもつニューロンもある（文献[12]より）。

応した例がいくつかあります。彼はそれを皮膚周囲受容野と呼んでいます。結局これと同じような多感覚ニューロンが頭頂葉でまず見つかったわけで運動前野は頭頂葉から入力を受けている。頭頂葉の中では 7B ともう 1 つ VIP が多感覚領域です。後者は頭頂間溝の底部にあたります[13]。

山鳥 頭頂間溝の周辺になるわけですね。

酒田 はい，そうです。そこはたくさんそういうニューロンがあって，これが一番メインの多感覚領域だと今では理解されています。そういう体の部位とのつながりが非常にはっきりしています。

5. Hyvärinen の多感覚ニューロンの研究

視覚と体性感覚の統合

　Hyvärinen（図 5-16）は，まず視覚と体性感覚の統合について調べ，

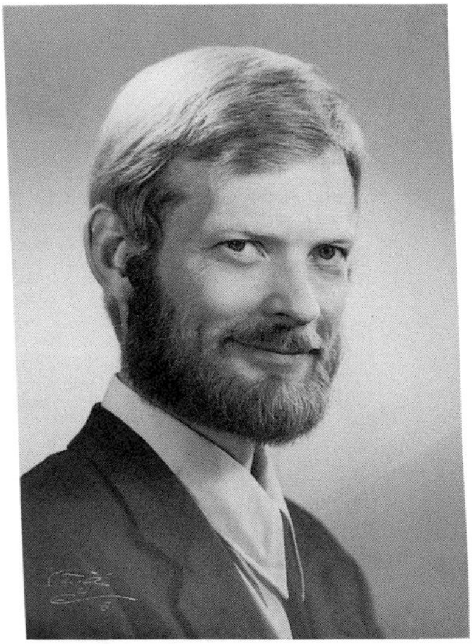

図5-16 Juhani Hyvärinen(1937〜1982) フィンランドの神経生理学者。サルの頭頂連合野に関する先駆的な研究を行い、著書に"The Parietal Cortex of Monkey and Man"(Springer, 1982)がある。

そして多感覚ニューロンを見つけました。彼が一番最後にやった仕事で非常に印象的なのは、視覚遮断の実験です[14]。生まれてすぐ眼を閉じて、そして1年半から2年くらい育ててその時点で眼を開けると、全盲のように眼が見えないのと同じように床や壁を触りながら部屋の中を歩くようになります（**図5-17**）。

山鳥 これは1年半後なのですか。

酒田 確か1年半後ぐらいだと思います。

山鳥 この時は、もう遮断を外しているわけですね。

酒田 はい眼を開けても全然見えないという感じです。階段を手で触りながら降りるようになります。そして、そのサルでニューロン活動を記録してみると、正常なサルで、半分以上を占めている視覚と視覚・体性感覚と視覚・体性運動のニューロンが視覚遮断後は、ほとんどなくなって、体性

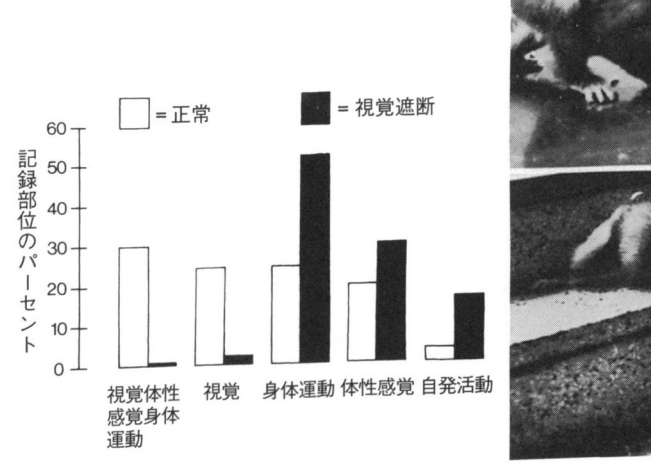

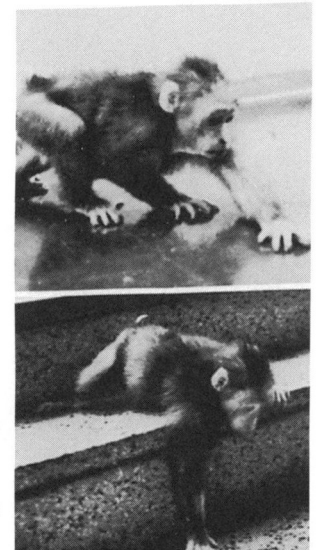

図5-17 出生直後から視覚遮断したサルの開眼後のニューロンの性質とサルの行動
視覚遮断したサルは視覚反応と視覚と体性感覚または視覚と運動の反応を示すものはほとんどなかった．右上：床を手探りして歩く．右下：階段に触ってから降りる（文献[14]より一部改変）．

運動（somatomotor）と体性感覚（somatosensory）がほとんど全部になっている（図5-17，左）．

　これは後日談ですけれども，国立生理研の定藤規弘教授がやった点字のブレインイメージングの実験と関係があって[15]，定藤教授はこの Hyvärinen のデータを見て盲人が点字を読むときに第一次視覚野が活動するのはたぶん，頭頂葉を介して体性感覚のインプットが視覚野までいくのだろうと考えているようです．

聴覚の多感覚ニューロン(Tpt)

　Hyvärinen はもう1つ聴覚について Tpt という領域を調べました．そうすると，聴覚の空間的な受容野をもっているニューロンが多数見つかりました（図5-18）．今この領域は，CM と呼ばれて音源定位のニューロン

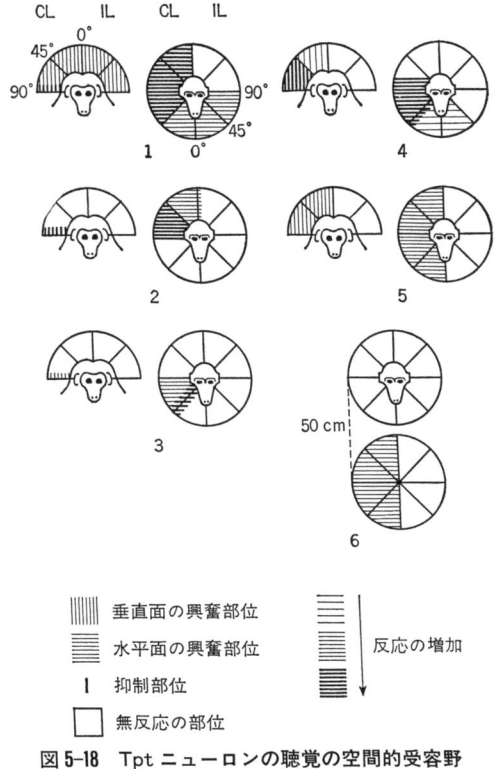

図 5-18 Tpt ニューロンの聴覚の空間的受容野
首から上の空間の 1/4〜1/2 を占めるもの，首の周りで 1/8〜1/4 を示めるものなどが記録された（第2章文献[21]より）。

がある領域として知られていますが，最近アメリカで Recanzone が，スピーカーを空間のいろいろな場所に並べて，ある方向に置いたスピーカーの音に反応するというニューロンをかなり系統的に調べています[16]。この領域もよく調べると多感覚ニューロンがあり，この場合は聴覚・体性感覚ですね。

山鳥 visual somatic というのは少しわかりましたけれども，聴覚・体性感覚というと，具体的にはどういう刺激になるのでしょうか。

酒田 たとえば首の周りで鍵束を振って音を出すと反応するニューロンが

見つかってから首の皮膚を触ってみると，首の周りに皮膚の受容野があるとか，首の周りで片側だけ音反応するものは肩や手に皮膚の受容野があるとかそういう具合です。

山鳥 聴覚の刺激と，首の周りの皮膚とが一緒の刺激になるとどうなるのですか。首のあたりから音が出ているということでしょうか。

酒田 音を出す何かがあるという感じです。音刺激は，スピーカーではなくて，鍵束を振ってガチャガチャ音を出すとか手を擦り合せて音を出すという定性的な実験です。私も頭頂葉の多感覚ニューロンの反応を調べている場面をビデオに撮ったことがありますが，前は実験者が歩く視覚的な刺激が有効ですが，後ろにいくと見えない所で手を擦る音に反応するという場面があります。

山鳥 前にある刺激と手を擦る…。

酒田 たとえば空間の半側を全部カバーしているようなニューロンがあると実験者がサルの周りを歩くとそれが刺激になります。真ん中から右側をずっと歩いていくと反応する。人が見えなくなっても足音に反応するのですね。もっとはっきりした音の刺激を与えようというときは，サルの後ろで手を擦って音を出すこともあります。

山鳥 具体的には，たとえば動物の前をイメージして，人がいるとします。すると，その人が音を出しますよね。足音をたてるとか，くしゃみするとか。そうすると，歩いている姿の視覚の刺激と今くしゃみしたという音と，どちらにも反応するニューロンがあるということですか。

酒田 そうですね。それで，なかには前は視覚に反応して，見えなくなると聴覚で反応するというのがある。

山鳥 同じニューロンがということですね。

酒田 同じニューロンなんです。そこに何かがあるという気配を感じ取っていると思われるニューロンです。

VIPの多感覚ニューロン

田邉 体性感覚刺激はなんでしょうか。

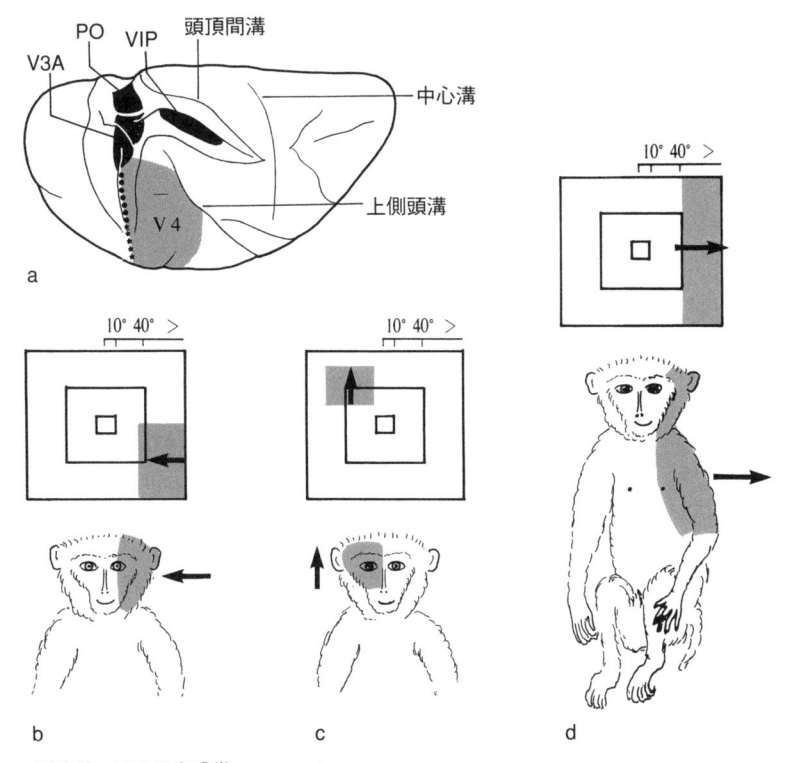

図 5-19 VIP の多感覚ニューロン
a：VIP の部位，サル大脳半球の背側面で頭頂間溝を開いた図。b, c, d：VIP の 3 つのニューロンの視覚受容野と皮膚受容野を対にして示す。空間的位置がほぼ一致する（Duhamel, et al：In. Paillard J(ed.)；Brain and Space, Oxford Univ Press, 1991 より一部改変）。

酒田 たいてい，皮膚を擦る刺激です。とくに VIP なんかでは詳しく調べられているのですけれども，視覚の受容野と皮膚の受容野が同じ領域をカバーするようになっている（**図 5-19**）。受容野（receptive field）の空間的位置と方向選択性が一致するんですね（Colby ら，1993）。私も見たことがあるのですけれども，頭を撫でると反応するニューロンが，上の視野周辺部に実験者が手を動かして視覚刺激を与えると反応するというのがあります。

山鳥　これはおもしろいですね。
酒田　結局，多感覚（multi-sensory）あるいはむしろ超感覚性の（supura sensory）といったほうがいいのかもしれませんけれども，空間的な位置や動きを表す細胞というのはかなりあって，とくにVIPという領域は，ちょうど頭頂間溝の底部（fundus）にあたります。ですから，これは後ろは視覚前野から近づきやすいし，前は体性感覚野からの線維が届きやすい。そういう一番皮質間結合の収束が起こりやすい位置にあるところで異種感覚の統合が起こっているみたいで，ほとんどの場合，空間的な一致ということが非常にはっきりしています。

Rizzolattiの皮膚周囲受容野
田邉　聴覚と視覚はわかりますが，体性感覚も，それが空間に関係するんですか。
酒田　そうです。それで，さっきのRizzolattiは皮膚周囲受容野と言ったのです。
田邉　手の周りですか。
酒田　ええ。Gracianoという人が調べた例では，視覚受容野が手についてくるという研究があるのです[17]。
　図5-20のように手が中央にあるときは中央にある視覚受容野が手を右に動かすと右に移る。これは手品のように思えるのですけれども，関節の入力と視覚の入力が統合されて，関節の入力で視覚の入力が修飾されると考えると理解できる。
　つまり腕が右側にあるときの関節の入力は視野の中央からの視覚入力を抑制し，右側の視覚入力を促進し，腕が中央にあるときには逆に関節入力が視野の中央から視覚入力を促進し右側からの視覚入力を抑制するという回路があれば説明できます。

多感覚性のニューロン
田邉　首の周りというのは，後ろ側ということですか。

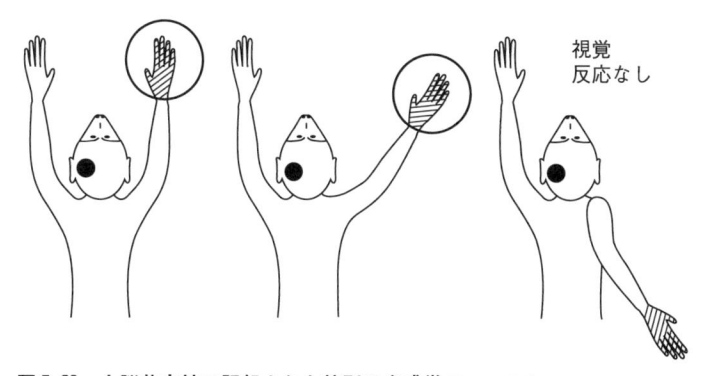

図5-20 大脳基底核で記録された特別の多感覚ニューロン
皮膚の受容野は常に右手にあるが視覚受容野は手とともに移動し，手が見えない位置にあるときは視覚反応がない（文献17）より一部改変）。

酒田　確かに後側が多いようですが，前側に皮膚の受容野がある場合もあります。

山鳥　多感覚ニューロンでも，どちらかというと bimodal ですね。tri-modal になるとどんなことになりますか。

酒田　神経研の彦坂和雄先生が岩井栄一先生と一緒にやった仕事なのですけれども，caudal STP という領域に三感覚性のニューロンがあります。

山鳥　Tpt の横ですね。

酒田　ええ。上側頭溝の一番後ろに近いところにあるのですけれども，ここのニューロンが bimodal の視覚＋体性感覚と，聴覚＋体性感覚と，tri-modal で視覚＋聴覚＋体性感覚というのがあります。

異種感覚統合のニューロン

山鳥　これはちょっとイメージしにくいのですけれども，具体的にはどういう刺激になるのですかね。

酒田　そんなに厳密な刺激ではなくて，実験者が手を動かしてみせるとか，Rizzolatti はコットンボールを使っていますが，そういう非常に定性的な，マニュアルな刺激の提示のしかたです。それから皮膚のほうは，ただ単純に触るというやり方です。音のほうは，雑音が非常に有効です。

山鳥　行動としてはちょっとイメージできないけれども，皮膚を刺激したり，音を聞かせたり，何か見せたときに同じニューロンがそれに反応するということですね。

酒田　そうです。両方に反応する，同じように反応するというタイプと両方一緒に刺激をすると反応が強くなるというタイプと両方あります。ともかく何かそこにあるということをコードしているニューロンです。

異種感覚の横断

山鳥　supramodal というのは，そのまま直訳すると難しいですが，異種感覚を横断して反応するということですね。

酒田　そうです。

山鳥　これはだから，3種の感覚を横断して反応するような領域ということになるわけですね。c-STP というのは…。

酒田　視覚とは限らないけれども何かがあるということです。それには2つの意味があります。1つは刺激の位置を割と連続的にとらえて，体の表面に近づけたらもうすでに反応し始めて，触ればもっと強く反応するという反応のしかたをすることです。かなり近づいてくれば，もう触ったと同じように感じるということと一致していると思うのです。

山鳥　音なんかでも，音で触られたのと同じような反応が起こりうるということでしょうか。

酒田　そうですね。

山鳥　行動的にいうと，どういう意味をもっているということになるのでしょうか。3つの刺激がいつも1つのニューロンで反応しているということは，視覚刺激もあるし，音も出すし，触られるかもしれないという相手の様式横断性の刺激に対して反応しようとするために，そういうニューロンが準備されているということになるのでしょうね。

酒田　そう思います。つまり，その時は意識に上るのは何か対象物がそこにあるということですね。最初はあとのほうから聴覚刺激で認識されるかもしれないけれども，それが視野に入ってくれば同じものが視覚的に見え

てくるわけですけれども，ずっと連続的に1つのものがそこにあるという，そういう知覚として意識に上っているのだろうと思うのですね．刺激がそこに加わったというよりは，むしろ物がそこにあるという意味の情報だと思います．

田邉 trimodal というよりも，それを超えているわけですね．

酒田 そう思うんですよ．その場合は，外で見えないところも，連続でないと困りますよね．そういうかたちで空間的受容野が決まっているという感じがするのです．

山鳥 多感覚ニューロンと空間的な位置把握のニューロンというのは動物の行動を考えるときに非常におもしろいし，意味も大きいと思うのです．そういう trimodal な多感覚性の信号を1つのニューロンが受容するという話をもう少し人間やサルで飛躍させると，対象を視覚だけのものと見ずに，触覚的な情報もあるし，聴覚的な情報もある，異なる情報にも反応する準備ができているわけですから，そこから何か対象の意味みたいなものを抽出する前段階のようなものと考えるんですけれども，それは無理ですか．

大脳皮質の2つの聴覚系

酒田 やはり，あくまでも空間知覚というのが頭頂葉の役割という感じがしますね．ですから，それが何であるかということは区別しないで，そこに何か対象があるという空間的な位置とか動きをとらえているのだろうと思います．例の2つの視覚系と同じような考え方から Rauschecker が提唱している2つの聴覚系の理論では，図 5-21 に示すように，背側に近い CM と CL という領域が頭頂葉に投射して空間知覚の機能を果たしているのに対して，腹側の ML，AL，R という領域は音声識別に相当する鳴き声の識別に関係していると考えられています[18]．やはり音刺激が何かを聞き分けるのが腹側経路の役割であると思います．

山鳥 あまり飛躍して解釈しないほうがいいですね．

酒田 はい．むしろ，空間と音声が分かれているところが特徴で，それに

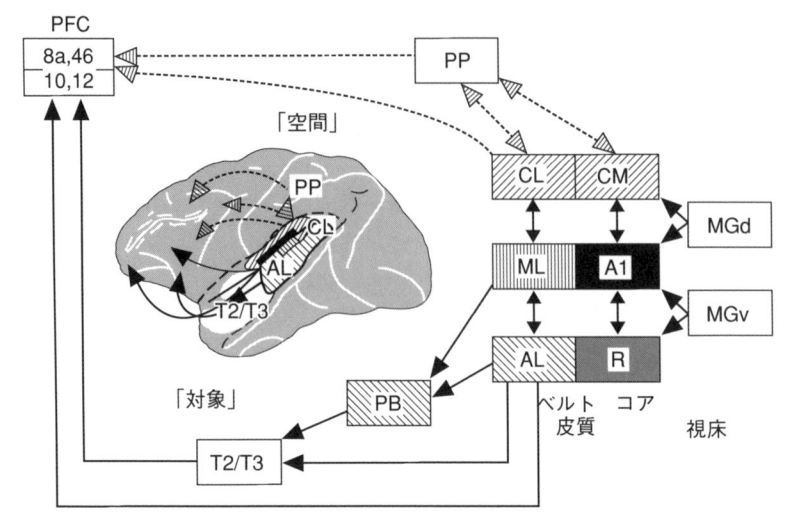

図 5-21　大脳皮質の 2 つの聴覚系
背側系：CM，CL から頭頂葉に投射する音源定位の系統。腹側系：ML，AL，R から前頭葉に投射する音声識別の系統（文献[18]より一部改変）。

よって問題がはっきりして，2 つの側面を並列的に処理するということができるようになっているような気がするのです。

山鳥　一番興味深いのは，trimodal なニューロンですね。こういうのはこの c-STP でたまたま発見されていますけれども，ある解剖の論文なんかですと，ずっと前のほうにまで伸びて描かれています。

酒田　そうです。知覚情報が後連合野から前連合野へ送られているという感じです。

河村　前頭葉が trimodal という評価している，絵を書いている本もありますね。

酒田　大きく分けて前頭葉は出力系ですから，そこに 3 つの感覚系の情報が集まるのは当然のことです。

第 6 章
運動視のメカニズム

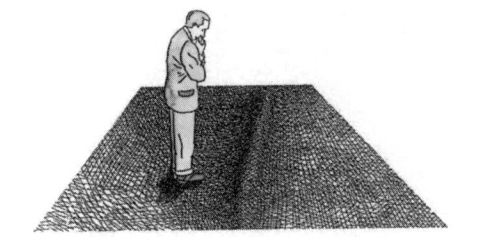

1. 運動視と奥行き運動

運動視のニューロン

山鳥 多感覚ニューロンの話はこれくらいで終わって，運動視に関する多数のニューロンを酒田先生は見つけていらっしゃるので，そのお話を伺いたいと思います。

酒田 運動視は一番初めは追跡ニューロンから始まりました。あれは眼球運動と密接に関係しているのですが，そのあとで純粋に視覚的なニューロンが同じような場所でとれてきまして，あとから思えば MST という領域とその周辺ということがわかったのですけれども，2つのタイプのものをわれわれは見つけたわけです。

1つは物を近づけるとか遠ざける奥行き運動に反応するニューロンです。初めは実験者が自分の手で刺激していました。

山鳥 手を近づけたり，遠ざけたりするわけですか。

大きさ変化の反応

酒田 そうです。それを視覚刺激としてスクリーンの上で提示するために，最初大きさを変える装置を使って，大きさ変化(size change)に反応するものを調べました[1]。一般には，近づける刺激に反応する細胞が多く，その場合は像の拡大に反応するのですが，その反対もあります。

たとえば，実物のプレートをレールの上で動かして刺激したとき，遠くへ離れていく運動に強く反応するニューロンで調べると，大きさ変化の刺激に対しては縮小で興奮，拡大で抑制の反応が得られます。しかし大きさ変化だけでは不十分なので，そのあとに奥行き運動で左右の網膜像が逆向きに動くことを考慮して左右逆向きの動き，すなわち両眼視差変化を同時に与える装置を使って実験をしました[2]。これは偏光フィルターを使って左右別々の像を投影し，サルに偏光眼鏡をかけて見させるという装置で

1. 運動視と奥行き運動

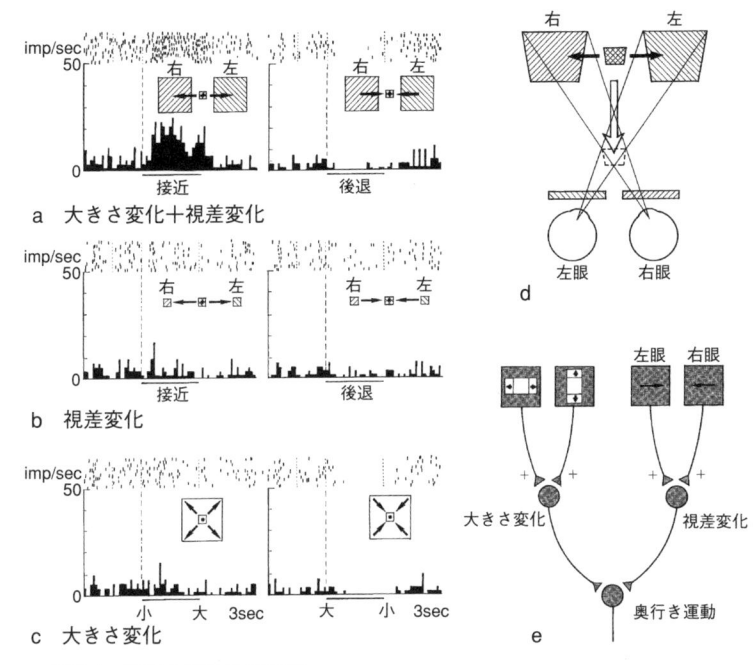

図 6-1 奥行き運動検出細胞
両眼視差変化（左右の眼で逆向きの動き）のみ（b）または大きさ変化のみ（c）には反応せず，両方を組み合わせたときにだけ反応する（a）。d：偏光フィルターによる奥行き運動の再現。e：奥行き運動検出細胞のモデル（文献[3]より一部改変）。

す。**図 6-1，d**にこの装置を使って接近運動を再現する方法を図示します。つまり左右の正方形を拡大しながら交叉性に，つまり右眼像を左へ，左眼像を右へ動かすと，正方形が大きさを変えずに近づいたようにみえます。

もう1つは両眼視差変化です。この場合も，1つの刺激の場合は左眼は左の方向，右眼は右の方向に動かすときにわずかに反応はしますが，両方合わせると，もっと強い反応が得られました。

最終的に見つかった一番特異性の高いニューロン（**図 6-1**）は別々に大きさ変化や，視差変化を与えても，反応はほとんど出なくて，両方合わせると非常に強い反応が出たニューロンです[3]。これが真の奥行き運動を見分ける，奥行き運動感受性ニューロンだろうと思います。このようなプロ

セスを単純化すれば大きさ変化と視差変化に反応する細胞がそれぞれあって，それらが最終的に奥行き運動感受性ニューロンに収束するというモデルで表すことができます[4]。

MST と VIP の役割

山鳥　そのニューロンはどこにあるのでしょうか。

酒田　場所は MST とその周辺です。おもしろいのは，この装置を使って空間を斜めに横切る運動に反応するニューロンが見つかったことです。

　おそらく，この領域には空間のなかで物が三次元的にどういう方向に動いているか見分けられるようなニューロン群がそろっているのではないかと思います。

山鳥　これを見つけられたのは何年ごろですか。

酒田　もう 10 年以上前ですね。アメリカの"Neuroscience"学会で当時一緒にやっていた楠真琴先生が発表しています。その後 1997 年の"Trends in Neuroscience"に発表しました。

山鳥　人間の運動視の障害と領域も一緒ですし，活動しているニューロンも人間の場合はおそらくこういうタイプのニューロンが壊れていると考えていいのですか。

酒田　ええ。方向選択性ニューロン専門の領域である MT/V5 から直接の投射を受けているのが MST と VIP ですから，MST と VIP で奥行き運動感受性ニューロンが記録されています。奥行き運動の処理は主に MST でやって，それと体性感覚を結びつけるのが VIP だと思います。VIP には体のある部分に刺激を近づけると反応するニューロンがあります。たとえば，あるニューロンは刺激を眼に近づけるときには反応せず，口に近づけるときだけ反応します[5]。こういう違いを識別するには，空間を斜めに横切る刺激に選択的に反応するニューロンがあることが前提ですから，三次元的な方向選択性が必要になってきます。多感覚ニューロンでは運動が向かった先の皮膚に体性感覚の受容野があるということが多いのです。

田邉　Ziel が見つけた運動盲の病巣はどこでしたか．
山鳥　V5 ですね．

奥行きの読み取り

酒田　人間の場合，ブレインイメージングの研究者らは今までＶ5/MT と MST の違いをきちんと見きわめられず，両方合わせて MT＋と呼んでいましたが，最も新しい研究では，網膜部位局在のある MT と局在性のない MST を区別しています．奥行き運動を読み取るのは MT ではなくて MST です．つまり，MT は網膜部位局在性があるわけですから，個々のニューロンは狭い受容野しかカバーしていないので，広い範囲の空間的な動きは処理できないのです．
　もっと広い領域に受容野をもった細胞が，この大きさ変化とか，視差変化をとらえることができるので，その結果，三次元的な動きがわかるようになったのだと思います．
田邉　後頭葉，側頭葉の境界のあたりですね．
山鳥　境界領域，37 野の周辺にあたるところですね．
酒田　おそらく角回の後ろのほうという感じになると思います．最も新しい functional MRI の研究によると，MT は下側頭溝の最後部の後壁，MST は前壁にあるといわれています[6]．このあたりはブロードマンでは 37 野ですが Economo-Koskmas の地図では MT は PHO，MST は PH の中に入ると思われ，Economo はともに頭頂葉の一部とみなしています．
田邉　39 野の後ろくらいですか．
酒田　そのあたりが MST です．ブロードマン 39 野と 37 野の境界付近です．

2. 回転感受性ニューロンと"Ames の窓"

回転感受性ニューロンの発見

山鳥　次に回転感受性ニューロンに進みたいと思いますが，これはどうい

うものか教えてください。

酒田 回転感受性ニューロンはわれわれが最初に見つけたニューロンで直線運動ではなく，回転運動に選択的に反応する細胞です[7]。

ともかく非常にはっきりした選択性をもったニューロンです。最初は視野の左と右で最適方向が逆のものがあったので，回転運動に反応するのではないかと思って，スリットやスポットを前額面で回転し，直線運動と比較できるような装置を作って回転運動に対する反応を系統的に調べました。最終的な結論としては受容野の場所による方向の違いではなくて，方向の変化を検出している細胞なのだということがわかりました[8]。

まず細長いスリットを，真ん中を中心に回転したときの反応を直線運動に対する反応と比べて，回転運動に対する反応が断然強いものを回転感受性ニューロンと名づけました。

山鳥 刺激はスリットなんですか。

酒田 アクリルの棒の中に発光ダイオードを仕込んだ赤く光る棒を使いました。それ以外に発光ダイオードのスポットも使いました。スクリーン上の刺激でなく実物を動かしたので，三次元の回転を調べることができました。

前額面で左回りに回転すると反応して，右回りに回転すると抑制されるニューロンを例にとると，直線運動ではどの方向でもほとんど反応しません。とくに反対方向の動きを組み合わせて回転運動に近い条件の刺激を試しても，直線運動の組み合わせではあまり反応しません。

半分の長さのスリットで視野の上下を刺激し分けてみると，上でも下でも左回りの刺激に反応しますが，直線運動には反応しません。つまり回転運動に対する反応は直線運動に対する反応の積み重ねではなく，何か別の要素が関係していることが示唆されました。

回転運動を検出する神経回路

酒田 次に，奥行きを考えて水平回転や前後回転を試してみたら，そういう奥行き回転に選択的に反応するニューロンが見つかりました。コマのよ

2. 回転感受性ニューロンと"Amesの窓"　141

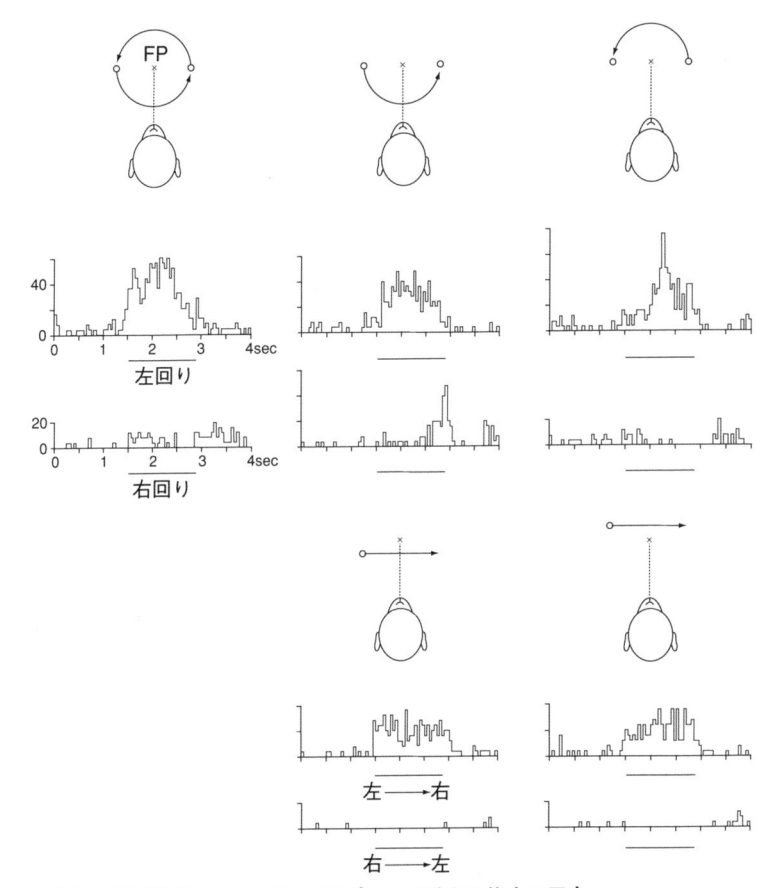

図6-2　回転感受性ニューロンのスポットの動きに対する反応
Sakataら（未発表）

うに，斜めの面の回転に最適の反応を示したニューロンもありました。スリットだけでなく，スポットの回転でもかなりよく反応するニューロンが多かったのです。

山鳥　スポットを回すわけですね。

酒田　そうです。スポットの場合は，点ですから，回転で起こることは運動方向の変化だけですね。**図6-2**は水平面で反時計回りの回転に最適の反応を示した回転感受性ニューロンのスポットの動きに対する反応を示す図

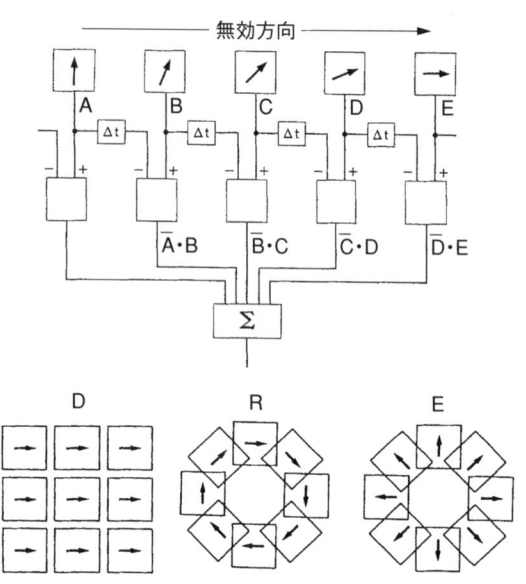

図 6-3　回転感受性ニューロンのモデル
上：オプティカルフローに反応する細胞のモデル（受容野の配列による）。下：方向変化を検出する細胞のモデル（文献[9]より一部改変）。

です。一対のスポットでほぼ最大の反応を示しましたが，1つのスポットの180°回転でもかなりの反応を示し，それに比べると直線運動に対する反応は1/2くらいです。

　注目すべきは直線運動の適方向が注視点の手前でも向う側でも同じ（左方向）なのに，回転運動の場合は直線成分は注視点の前後で逆方向になるにもかかわらず，どちらも反時計回りに反応していることです。つまり回転運動に対する反応は直線運動に対する反応を加算した結果ではなく，運動方向の変化に対する反応です。そこで，回転運動を検出する神経回路として次のようなモデルを考えました（**図 6-3**）[9]。

　これは適方向の少しずつ違う方向選択性ニューロン（ABCDE）を順番に並べ，すぐ下のニューロンには興奮性入力を送り，その右隣りのニューロンには遅延の入った抑制入力を送るという神経回路です。入力に右回り

の刺激を与えるとA〜Eに順に入力が入り，遅れてくる抑制と興奮がぶつかって反応が出ません。

　しかし左回りの刺激を与えると，E〜Aの順に入力が入って興奮が先に起こり抑制があとにくるので，2段目の出力を集めるニューロン(Σ)は連続的に興奮することになります。これは，実はBarlowが運動の方向選択性ニューロンで，直線運動の方向選択性が生まれるモデルとして提案した神経回路と同じタイプの回路です（図2-13，48頁参照）。

回転感受性ニューロンと場所不変性

山鳥　この回路をもう少し説明していただけますか。たとえばAとBの差分を取るニューロンが，次の段にあるというふうに考えるのでしょうか。BとCの差分を取るニューロンが，そのまた下の段にあるというふうに考えるのでしょうか。

酒田　A，Bの順に入力が入ると抑制がかかって反応が出ないけれども，逆にB，Aの順に入力が入れば興奮が先に起きてしまうので，遅れてくる抑制入力は無効になり，反応が出るというしくみになっていますから，A〜Eという右回りの刺激では反応が抑制され，E〜Aという左回りの刺激には反応することになります。

山鳥　この場合は，反時計回りに反応するニューロンのことを図示されているということですか。

酒田　そうです。直線運動で方向選択性を示すBarlowのモデルがあります。この場合は位置の変化ですから，距離の微分で速度を表すことになります。回転運動の場合は方向の変化ですから，方向の微分で回転のベクトルを表します。

山鳥　これは先生の理論なのですか。

酒田　私がBarlowの運動の方向選択性を生み出す論理回路を手本にして組み立てたモデルです。直線運動の場合は順番に場所が変わっていくと，抑制の入力が先にくるか，あとにくるかによって無効方向と適方向が決まります。それを今度は方向の違いに置き換えると，回転運動で時計回りか

反時計回りかを区別できるようになります。回転感受性のニューロンの重要な性質は場所不変性（position invariance）ということです。広い受容野の中で，場所がどこであっても同じ回転の方向だけに選択的に反応するのが特徴です。刺激の長さと同じだけ中心の距離を変えると，局所の方向が逆になります。ですから，局所の方向がぐるっと順番に変わっていくので，回転に反応するという図6-3, Rのような回路ではありません。局所の方向とは独立にどういう順番で方向が変化するかということで反応が決まるという性質をもっているわけです。

形態の変化に対応する神経回路

山鳥 これは先生，すごい発見ですね。

酒田 そういっていただけると嬉しいですが，回転ニューロンのモデルはあくまで仮説なので証明が必要です。しかし，このような論理回路で説明できるような計算を脳がしていることは確かです。

山鳥 回転というと，どちらかというと抽象的というか，とにかくあまり具体的にわからない性質を見分けているニューロンがあるということですね。

酒田 ええ。変化をとらえるという回路は一般的に脳の知覚系にはよくあるので，平面と曲面の区別とか，直線と曲線の区別の場合にもあてはまります。あらゆる運動は直線運動と回転運動の組み合わせで記述できるので，回転運動に反応する細胞が重要です。線（輪郭線）の場合ですと，Hubel, Wieselが方位選択性というのを見つけましたが，あれは直線の傾きに対する選択性です。

曲線に反応する細胞

　ところが実際に線画を記述しようとするともう1つ，曲線をどうやって見分けるかが問題になります。曲線は結局方位の変化なのです。したがって，方位の変化を検出する回路があれば曲線に反応するニューロンが生まれます。あらゆる図形の輪郭線は直線成分と曲線成分の組み合わせになり

ますから，曲線に反応する細胞というのはすごく重要なのです。

　Ed Conner[10]が数年前にV4で曲線に反応する細胞と角(かど)に反応する細胞を見つけました。角は，直線の方位（傾き）が急激に変化するところです。この2つがあれば，線画は全部記述できる。面の場合も平面と曲面の組み合わせになるわけです。

　曲面がうまく記述できて，それと平面の境界が記述できれば，三次元図形がすべて記述できることになるので，曲面に反応する細胞というのは非常に重要なんです。

　ベルギーのJanssenら(2000)[11]が最近，下部側頭皮質(IT)で曲面に選択的に反応するニューロンを発見しました。結局，平面の傾きというのは奥行きでいえば一次微分，勾配なんです。その勾配の変化が曲面になるのです。ですから，二次微分になるんです。そうやって変化をとらえるのは，脳の神経回路，とくに知覚系の神経回路の非常に基本的な機能です。

山鳥　先生が見つけられた回転感受性ニューロンの場所も，やはりMSTなのでしょうか。

酒田　はい。MSTが中心です。奥行き運動感受性ニューロンもMSTですが，両者の場所的な違いははっきりしません。どちらも周りにたくさんふつうの直線運動に反応する細胞があって，その受容野は非常に広いです。したがって，同じ受容野の中で方向の違うニューロンが集められるので，回転運動に反応する神経回路の部品がそろっているわけです。まず前提として，広い受容野をもった直線運動の方向選択性ニューロンというのが背景にあるということが必要条件です。

三次元空間と"Amesの窓"の錯視

　もう一度ここで強調したいのは，回転感受性ニューロンも「三次元」だということです。つまりスクリーン上での回転運動に反応するだけでなく，水平面や矢状面の回転運動に反応するものもありますし，このなかには斜めの回転運動に反応するものもあります。つまり三次元の空間のなかで，どういう向きに回転をしているかを識別する細胞がそろっているとい

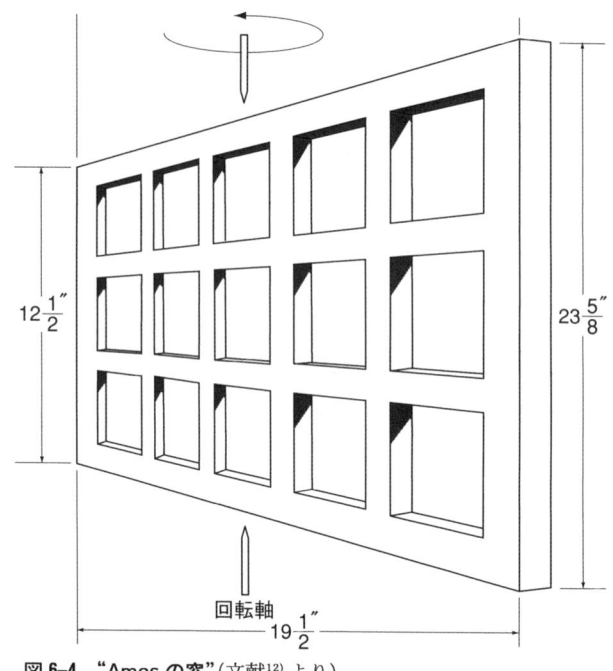

図 6-4 "Ames の窓"(文献[12] より)

うことになります。
　ところで，奥行き回転運動については"Amesの窓の錯視"というおもしろい錯視現象があります。

山鳥　ふつうの人が巨人のようにみえる"Amesの歪んだ部屋"を作った人ですか。

酒田　そのAmesが発見したもう1つの錯視です。**図6-4**のように，遠近法で斜めから見た窓の形を切り抜いて，水平に回転するのを離れた所から見ると一方向に回転しているはずなのに，途中で反転して往復運動しているようにみえる。とくに片眼で見ると，そうみえるのです。
　これは遠近法で見ると，長いほうのエッジが常に手前にあるようにみえるからなのです。それで，この長いほうのエッジが手前にある間はふつうに回転しているようにみえるのですが，後ろに回ったときに，前を動いて

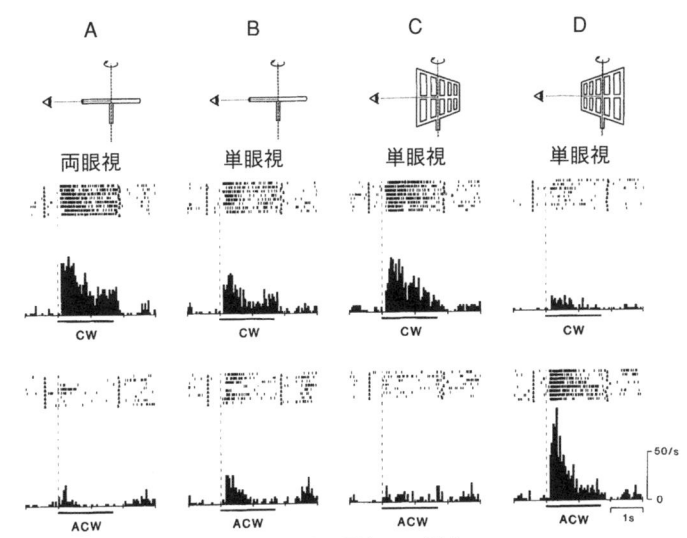

2. 回転感受性ニューロンと"Amesの窓"　147

図6-5　奥行き回転感受性細胞の水平回転への反応
右回り（上段）が適方向で左回り（下段）は無効方向。両眼視（A）のほうが単眼視（B）より強く反応する。
Amesの窓の長辺を軸の後で半回転すると適方向は逆転して左回りに反応（D, 下段）（文献[8]を一部改変）。

いくようにみえてしまう。そのために途中で反転して逆向きに回転しているようにみえるのです。Ames自身は被験者が無意識のうちに台形の窓は横に傾いた距形の窓であると思い込んでいるのが原因だと言っているようです[12),13)]。

頭頂葉の回転感受性ニューロンで，この"Amesの窓"に対する反応を調べたら，錯視と同じように適方向の逆転が起きたのです。図6-5は水平回転で時計回りに強い反応を示したニューロンで，単眼でAmesの窓の長いエッジが回転軸より近くを通るように180°回転すると，同じように時計回りによく反応しましたが，長いエッジが軸より遠くを180°回転するときには，方向が逆転して反時計回りによく反応しました（図6-5, Dの下）。こういうニューロンがあることによって，おそらくその回転運動が逆転するという錯視が生まれるのだろうと思います。MSTニューロンの

活動が錯視と一致するということは，つまり意識に上る知覚とこの領域のニューロンの活動が一致するということを意味します。

3. 身体の回転と自己運動の知覚

エッシャーの「だまし絵」と錯視
―― オランダの画家エッシャーも一種の「だまし絵」として有名ですが，それとは関係が何かあるのですか。

酒田　"Amesの窓"もやはり一種の「だまし絵」に近い，ダイナミックなだまし絵です。一種の反転図形です。エッシャーは「図と地」の反転やネッカーキューブのような遠近の反転図形をよく使っています。"Amesの窓"の反転は長い辺が後ろを通っているときに前を通るようにみえるためです。それは遠近法の手がかりで知覚される窓の面の傾きと実際の物理的な面の傾きが逆になるからです。このニューロンは，両眼視にすると逆転が起こらない。これは，物理的な奥行きを忠実に表す両眼視差の手がかりのほうが強く効いてしまうからです。

　その背景には結局，連合野の知覚ニューロンが，いろいろな種類の情報を集めて統合しているということがあります。そのなかで全部矛盾なくそろったときに一番最適の反応が起こるわけですが，どれか１つが欠けたときに別の情報では，矛盾が起こることがある。それが錯視の原因になっています。

身体の回転に反応するニューロン
酒田　もう１つ意外な発見があって，それは同じ領域で視覚と平衡感覚の統合が起こっていることです。これも偶然だったのですが，モンキーチェアを回転してみると，回転運動感受性ニューロンの中に身体の回転に反応するものが見つかったんです。明るい所でチェアを回転すると一番強い反応が出ました。

山鳥　それは影が暗いという意味ですか。
酒田　いいえ。暗室で視覚刺激のない条件でも，チェアの回転に反応しました。その時刺激されるのは半規管ですね。回転の方向は一致しますが，反応は弱くなります。明るい所では視覚と平衡感覚の両方の要素が加わって反応が強くなります。
山鳥　この場合，サルが回転しているときに視覚刺激の反時計方向の回転に反応するニューロンが，同じ向きの身体の回転に反応するという意味ですか。
酒田　そうです。スリットの反時計回りの回転にも反応します。
山鳥　その同じニューロンがサル自体が動いたときに反応しているということですね。
酒田　はい。暗い所でも半分くらいの反応があります。どうして明るい所で反応が強くなるかというと，視覚刺激のためです。自分の体とチェアの回転が見えているからです。
山鳥　正面のものが回転してもいいのではないですか。正面は何も刺激にならないのですか。
酒田　前庭動眼反射で眼は動かないのです。眼は動かないで，チェアと一緒に身体が動くでしょう。すると，同じ方向の回転が見えるということになる。
山鳥　しかし，オブジェクトは逆方向に動くんじゃないですか。
酒田　オブジェクトではなくて，自分の座っている椅子のエッジが見えています。先生は眼鏡をかけていらっしゃるから，その縁に注目していただくと頭を横に傾けたときに眼鏡の線が回転するのが見えると思います。その方向は頭の回転と同じ方向です。
　回転椅子に座って下を見ながら椅子を回しても，同じように自分の身体の回転が見えます。
山鳥　これは前にお聞きした多感覚ニューロンということになりますか。
酒田　実は，MSTにもよく調べてみると多感覚ニューロンが含まれていたわけです。

オプティカルフローによる自己運動の知覚

河村 次にオプティカルフロー（optical flow）ですが，これはどういうものでしょうか。

酒田 オプティカルフローというのは視野全体の動きで，Gibson が詳しく調べました。戦争中に空軍の研究所で実験をしていました。飛行場の滑走路に向けて着陸態勢に入ったとき，進行方向を中心として放射状の流れが見える。これで，自分がどっちのほうに向かって進んでいるかがわかります。

水平飛行に移れば，水平線上の消点を中心にした放射状のフローが見える（図 6-6）。横を見れば，並進運動のフローが見えます。このフローから自分が進んでいる方向が識別できるわけです。そして，MST の背側部（MSTd）にそういうオプティカルフローに反応する細胞が，まとまってあることがわかっています。

Rochester 大学の Duffy がかなりそれを系統的に調べています[14]。最近の実験では，スクリーンとモンキーチェアを一緒に移動装置に載せていろいろな方向に動かして，視覚と平衡感覚の相互作用を見ています。とくに放射状のフローに対する反応で，方向選択性のあるものがかなり見つかっ

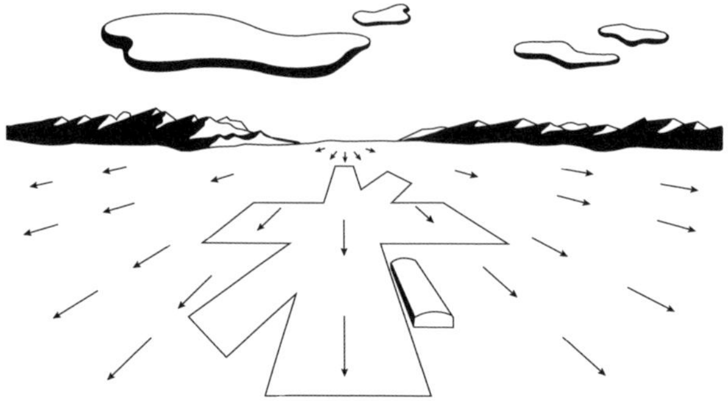

図 6-6 着陸寸前のオプティカルフロー
操縦席から見た風景（文献[8]より）。

ています。拡張と収縮の中心が進行方向を表すわけですが，多くの場合，オプティカルフローの適方向とフロー＋移動刺激の適方向はよく一致していますから，オプティカルフローに対する反応は自己運動の知覚を表すとみていいようです。

寺田寅彦と「日常生活の生理学」

山鳥 環境のなかで自分自身が動いているその時の環境の動きをとらえてオプティカルフローと呼んでいるわけですね。

酒田 そうです。背景の動きを多数の点の流れとしてとらえ，それで自己運動の方向や速度を読み取るというしくみがMSTdにあるらしい。

山鳥 Gibsonの言い方では，周辺視(ambient view)ということですね。

そうすると，自己運動の知覚とまったく同じシステムが働くということなのでしょうか。現実には自分の前庭器官は刺激されていない。つまり自分としては動いていないですね。そういう場合でも，同じ感じになるのでしょうか。

酒田 ええ。実際に動いたときより弱いわけですが，質的には同じ感じが起きます。よく引き合いに出されるのは，電車に乗っていて，反対車線の電車が動き出したときに自分の電車が動き出したようにみえるという錯覚がありますね。あれも，最近ちょっと注意して見ているのですけれども，結局，自分は車内を見ていて，周辺視野に入っている窓の中の背景全体が一斉に動くとそう感じるのですね。

―― それも錯視ですか。

酒田 もちろん錯視なのですけれども，その時，やはり相手の電車を直接見ていないということが重要な条件ですね。

山鳥 正常人で起こる錯視です。視覚だけではなくて，平衡感覚を伴う自己運動の錯覚みたいなものですね。

酒田 そうなんです。自己運動の錯覚です。

―― 酒田先生の言われた電車の例については寺田寅彦が随筆に書いています。

田邊　寺田寅彦の生家は高知の僕の家の近くです。

──　こういう話は，寺田寅彦流の「日常生活の物理学」に近いですね。電車の混雑や，室内の中でどこから人は椅子に座るかなど。

河村　戦中・戦後の時代の生理学というのは，日常生活のことがテーマになっていますね。『日常生活の生理学』という本もあるぐらいです。

酒田　あのころ，生理学といっても心理物理学なのですね。ヘルムホルツは"Physiological Optics"（生理学的光学）という本を書いています。しかし，ヘルムホルツがやっていることは結局，心理物理学なんです。中枢神経系での記録というのは，もう本当にごく最近やっとできるようになったわけですが，心理物理で見つけたことは大抵大脳皮質のニューロン活動としてとらえることができるという感じがします。

──　漱石は『三四郎』や『吾輩は猫である』にも寺田寅彦をモデルにして，いろいろの思考実験をしている場面がありますね。

酒田　要するに心理物理なのですね。やっていることは生理学ではないけれども，それが生理学の理論的基礎になっています。

MSTd と PIVC

山鳥　自己運動の知覚ニューロンというのも MST にあるのでしょうか。

酒田　今問題にしているのは背景の動きですから MSTd にあります。

酒田　さっき出てきた回転感受性ニューロンの場合は，背景全体ではなくて，自分の体とそれが乗っているチェアの動きです。見ているものが違うんです。もちろん，背景が動けばその影響というのも受けるわけですけれども，前庭動眼反射で眼が外界に固定されていれば体の動きが見えるわけです。

　それとは逆に動く車内や回転台に固定された目標を注視しているときに，水平方向のオプティカルフローが起こります。頭頂葉に島前庭皮質（PIVC）という領域が見つかっていますが，そこのニューロンも視覚と平衡感覚の両方に反応します。

山鳥　PIVC で取れるニューロンというのは，今先生がおっしゃった回転

感受性ニューロンと同じタイプのニューロンですか。

酒田 回転感受性ニューロンとは違います。つまり背景全体の動きに反応します。

山鳥 PIVCにはどういうニューロンがあるのでしょうか。

酒田 この領域を発見したGrusserによると，PIVCニューロンも視覚と平衡感覚の両方に反応しますが，周囲を取りまくドラムの回転の適方向はチェアの回転とは逆回りが適方向のものが多いという結果ですから，背景の動きで自己運動を知覚するというタイプが多いようです。

山鳥 脱線しますけれども，Gibsonは空軍パイロットが着陸しつつあるところを絵にしています。でも，あれはわれわれはもう実際にビデオで写していますから，客席にいてもあの絵の感覚を実際に経験できるんです。すっと降りていくのをね。

酒田 そうですね。ですから，ジェット機に乗って着いてから間もなくオプティカルフローの話をしたときに，あの画面のことから説明を始めたことがあります。

第7章
手の運動の視覚的制御

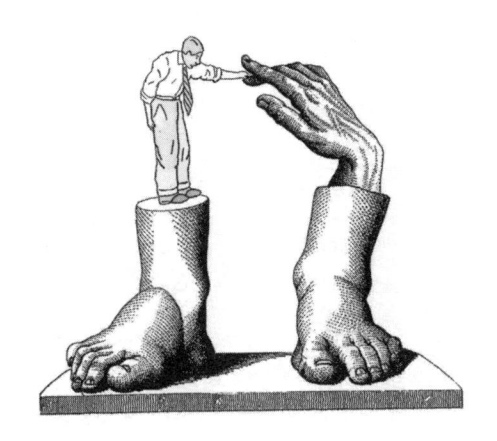

1. リーチングと位置のコントロール

リーチニューロンの役割

河村 次は眼と手の協調について進みたいと思いますが，テーマとしてはリーチング（到達運動）とグラスピング（把握運動）と動作の模倣が大切ですね．まずリーチングにおける頭頂葉の役割について説明してください．

酒田 到達運動について，実は私自身はあまり研究していないのです．最初に Mountcastle のところに行って，共同研究をしたときに見つかったニューロンの1つがリーチニューロンだったのですが，その機能的役割についてはいろいろ議論があって，いまだに意見の一致をみないところがあります．

　私の論敵はカリフォルニア工科大学の R. A. Andersen ですが，最近，頭頂葉リーチ領域（parietal reach region；PRR）を見つけて盛んに研究をしています[1]．一方，イタリアの Galletti は上頭頂小葉の V6A という領域でリーチニューロンを見つけ，別の立場から研究を進めています[2]．その他イタリアの Caminiti，カナダの Kalaska などがリーチニューロンの研究を続けています．ともかくリーチニューロンは指令機能というアイデアの中心的な存在でしたから，議論が分かれるのは当然です．

　リーチングは，昔，バリント症候群から知られている視覚性運動失調（optic ataxia）にマッチする機能なので，リーチニューロンは一番早く見つかったけれども，最初は手を目標に近づけるときに必要な位置の選択性があまりはっきりしなかったのです．これはおそらく実験装置が動くサークルの上に押ボタンを載せたものだったので，左右の位置の変化しか調べられないからだったと思います．そのために選択性があまりないという印象を Mountcastle 自身はもっていたので，全体的な指令（holistic command）という解釈をして，それがずっと尾を引いているのです．

リーチニューロンの研究

　実際にリーチニューロンについて詳しく分析したのは，今ミネソタ大学にいる Georgopoulos です[3]。Mountcastle のところへ留学したときに一緒に研究した友人です。彼はたぶん Mountcastle と直接対決するということを避けるためだと思いますが，まず運動野でリーチニューロンを調べました[4]。運動野といっても，実際は運動前野を含む領域で記録しました。この**図 7-1, a** にあるような二次元のパネルの上で 8 方向のリーチングをサルにやらせて反応を調べました。そしてリーチニューロンの大部分が

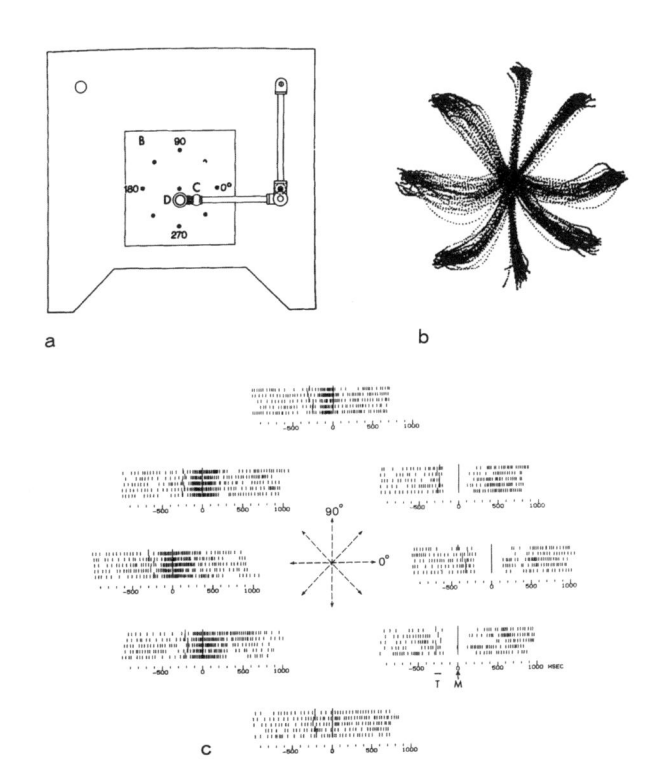

図 7-1　運動前野のリーチニューロン
a：二次元の平面での到達運動課題の装置アームの先端を，中心に合わせておいて目標へ向って動かす（文献[3] より）。b：動きの軌跡（文献[3] より）。
c：ニューロンの反応は方向選択性を示す（下向きが適方向）（文献[4] より）。

方向選択性をもっていることを明らかにしました。

実験装置はジャンクションがある製図器械のようなものです。その先端を最初真ん中に置いておいて，そこから明かりがついたスポットの上に動かすという課題で，図 7-1, b はその運動の軌跡です。それでまず，運動野で方向選択性のあるリーチニューロンを見つけました。図 7-1, c はその一例です。それから，上頭頂小葉の5野で同じ課題で反応するリーチニューロンを記録して，5野でも同じような方向選択性があることを確かめました[5]。

ただし，全体として見ると，運動野ニューロンのほうが潜時が短く，運動に先行して早く活動を始めるからおそらく運動指令を発しているのだろうと推定されました。5野ニューロンは遅れて活動を始めるから，おそらく運動をモニターしているのであろうという結論でした。

三次元的な位置のコントロール

酒田 それから，あと詳しく調べたのがイタリアの Lacquaniti と Caminiti[6]，最初は Georgopoulos と一緒に5野の仕事をやってリーチングの研究を始めました。二次元だった装置を，彼らは三次元にしました。ボックスの真ん中に最初の出発点があって，8箇所の三次元的な位置に配置したターゲットを指先で触れるという課題でやりました。

山鳥 二次元から三次元ということで，その二次元の時はいつも距離が同じところでということですね。

酒田 そうです。距離を変えてみると三次元的な位置の選択性があることがわかりました。たとえば手前では，広い範囲で反応が出ている細胞もあり，奥にあるターゲットにリーチするとき活動するもの，一番左側のターゲットに最も強く反応し距離による違いのないものなどがありました。結局，三次元的な位置の選択性がはっきりあるということがわかったので，頭頂葉のリーチニューロンの役割はそういう三次元的な位置のコントロールであると Caminiti らは結論づけた。

Andersenの意図説とGoldbergの論戦

酒田 それに異論を唱えたのがRichard Andersenで，頭頂葉ニューロンの役割は運動のintention（意図）を表すと主張しています[7]。したがって，頭頂葉のリーチニューロンはリーチングの意図を表しているというわけです。彼は初め，サッケード関連ニューロンをずっと研究していたのです。そして場所の選択性があって，目標の位置をコードしていると思われるニューロンについて，彼はあくまでもどこへ向けてサッケードするかという「意図」を表すニューロンだと主張して譲らないのです。

最近になってリーチニューロンを調べ出して，頭頂葉リーチ領域（PRR）という領域を見つけました。それはこの頭頂間溝の内側壁にあります。これはMIPと呼ばれている領域の周辺です。そこにリーチニューロンが集中している。しかし，LIPの中心的機能はサッケードです。そこでサッケード課題とリーチ課題の両方で調べると，LIPのニューロンはサッケードをあとで起こす手がかり刺激を出したときに持続的な反応を示し，リーチの時にはほとんど反応しない。

それに対して，PRRのニューロンはサッケードの時は最初一過性の反応が少し出るだけであとは反応しない，リーチの前だとずっと持続的に反応する[8]。これらのニューロンはどちらも次に起こす運動が何であるかによって反応が違っているから，運動の意図を表しているとAndersenは主張しています。

しかし，コロンビア大学のMickey Goldbergは最近この説を覆す決定的な実験をしました。それは逆サッケード（anti-saccade）という課題です。ふつうは視覚刺激（光スポットなど）を呈示してそこに向かってサッケードで視線を向けるか，光が消えてからその位置を記憶していて，その場所に向かってサッケードするかどちらかです。逆サッケードの時は光刺激が呈示された場所とは反対の方向に向かってサッケードする。LIPのニューロンの大部分はふつうの視覚誘導型，または記憶誘導型のサッケードの時に方向選択性をもって活動しますが，逆サッケードの時は手がかり刺激の位置に従って活動します。したがって，LIPニューロンの活動は視覚刺

激に依存し，サッケードとは直接関係がないことがわかりました。またLIP ニューロンの活動は，運動の意図または計画に関係ないものが大部分を占めることが明らかになりました。

田邉 この PRR は MIP ですか。

酒田 主として MIP です。PRR のニューロンのなかにはリーチングに関連して活動し，サッケードの時には活動しないものが少数ながらあるということは間違いないでしょうけれども，しかし，それが頭頂葉の機能の中心ではないと私は思っていたのですが，そのとおりになりました。それで，Andersen と違う見方をしているのがイタリア，ボローニア大学のGalletti で，頭頂後頭溝の前壁にある V6A を調べて，そこで空間的な位置をコードしているニューロンをまず最初に見つけて，それが視線の方向とは独立に頭部中心座標系で目標の位置をコードしていることを明らかにしました[10]。

その後，同じ V6A でリーチの時に反応するニューロンも見つけています。さらに同じ領域で，体性感覚のニューロンも記録しています[11]。両方に反応するものも記録しています。体性感覚は関節の動きに反応するものと，皮膚の受容野をもったものと両方あります。要するに，この領域はリーチングの空間的な位置を多感覚的にコントロールしているということになります。最終的な到達点の空間的な位置をコードして，それに合うように運動を誘導しているというのが彼の結論です。

つまり運動の意図というような曖昧なものではなくて，視覚と深部感覚のシグナルで運動を知覚的にコントロールしているという考えです。Andersen は運動の意図という漠然とした言葉を使っていますが，結局それは空間的な位置の知覚と運動のコントロールということをごっちゃにしてしまっているのです。

2. 視覚の働きと手の操作

眼と手の協調と指令機能

河村　リーチングの場合はまずサッケードで標的に視線を向けるのがLIP，次に手を伸ばすのがMIP．その次にAIPがつかむということですか．

酒田　そのとおりです．それがいわゆる眼と手の協調(eye hand coordination)の場合ですね．まず視線で対象をとらえて，そこに手を持っていくという順序です．それ以外にも視線を動かさないで周辺部でつかむというもう1つのケースがあります．前に出てきた周辺視リーチの場合です．

河村　それは動かない事実で，Andersenと先生との違いはその解釈の問題ですか．

酒田　そうです．結局，知覚を重視するか，重視しないかという問題ですね．Andersenは知覚ということを絶対言わないのですよ．結局，Mountcastleが指令機能と言ったその流れをずっと引きずっていると私は思うのです．それと三次元の空間の枠組で考えないということですね．

河村　先生のお考えでは指令機能はあまり頭頂葉らしくないということでしょうか．

酒田　そうなのです．リーチングの指令も運動前野から出ると思います[12,13]．まず知覚があって，知覚的に位置を識別して，その情報を基にしてそこに手を持っていくというのが頭頂葉の運動のコントロールのしかたであり，手をある場所に向かって動かすという命令は前のほうからきていると思うのですね．ただ，それが正確に遂行されているかどうかということを頭頂葉はモニターして調節をしていると私はみています．

手の操作時に活動する選択的ニューロン

河村　手の操作(hand manipulation)については先生ご自身の研究が豊

富にあると思いますので，これについてお願いいたします。

酒田 発端は Mountcastle のところで観察したことですね。私が行ったころは先生もまだ若かったので自分も時々実験室に来て，サルを相手にしながら頭頂葉ニューロンの反応を見るということをやっていました。先生が得意だったのは指の間にレーズンを挟んでサルに差し出すしぐさでした。するとサルはたいてい人差し指を突っ込んで中からレーズンをほじくり出す動作をよくします。

その時にすごく活動するニューロンが時々見つかりました。それを winkling neuron と名づけましたが，「ほじくる」は英語で winkling と言います。これはおもしろいなと思っていたのですが，論文ではそれについて短い記載があっただけです。私にはずっと印象に残っていましたので，いつか手操作運動について研究してみたいと思っていました。

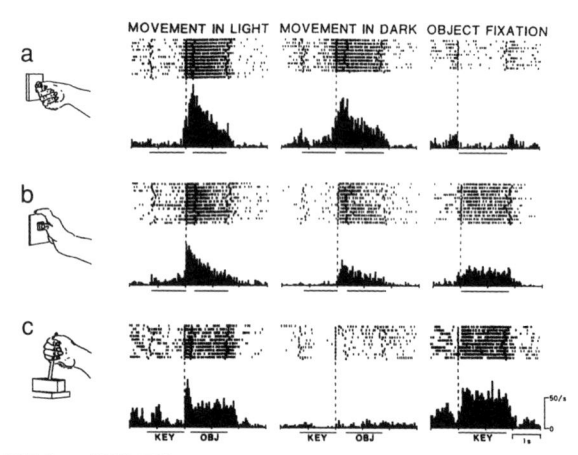

図 7-2 手操作関連ニューロンの 3 型
(Sakata H：In. Their & Karnath(eds.)；Parietal Lobe Contribution to Orientation in 3D Space, Springer, 1997 を一部改変)．a：運動優位型。明るい部屋と暗室内でつまみスイッチを握ったときに同じ大きさの反応を示す。b：視覚運動型。押ボタンを押すときの反応は暗室で半減する。ボタンを注視しただけで反応。c：視覚優位型。レバーを引くときの反応が暗室内では消失する。レバーを注視しただけで十分に反応する。

それで友人のGeorgopoulosが日本に3か月ほど来てくれたときにその前から泰羅雅登先生（現日大教授）と装置を用意してあったので，3人で実験を始めました[14]。道具立てとしては，ロボットアームといわれる多関節マニピュレータを使って，その上にいろいろなスイッチを載せて，それをサルに操作させ，その時に活動するニューロンを調べました。スイッチの種類は4つ，押ボタン，つまみ，レバー，溝付きつまみスイッチです。4つのうちのどれか1つを操作するときに選択的に活動する選択性の高いニューロンが見つかりました。溝の中に埋めたつまみスイッチに反応するものは，ちょうど先ほどの「ほじくる」という動作と合うのです。これはつまみスイッチとして作ったのですが，サルはつままないで，人差し指で引っかけてほじくり出す。

　視覚的要素を分離するために明るい部屋での反応と暗室内の反応を比べてみると，図7-2に示すように運動優位型と，視覚優位型，視覚・運動型の3つのタイプがあることがわかりました[15]。視覚運動型というのは暗くしても運動の時の活動はあるのですが，明るいところでの活動よりずっと弱く，その差が視覚的要素とみられるニューロンです。その中に対象を見ただけでも反応するものがかなりありました。

　非常に意外だったのは，対象を見ただけで反応するものが結構多いということです。とくに視覚優位型というタイプは，図7-2, Cのように，暗くするとまったく反応がないのです。操作対象に反応する対象型と反応しない非対象型の2種類がありましたが，対象型は三次元図形に反応する視覚ニューロンと同じように反応しました。レバースイッチの場合は，傾きによって反応が違う方位選択性もみられました。非対象型はおそらく操作する手の形に反応しているのだろうと推定されました[16]。

三次元の基本形を選ぶ

河村　先生が記録した場所はすべて下頭頂小葉（AIP）ですか。

酒田　そうです。初めはそれほどはっきりしなかったのですが，村田哲先生が中心になって，イタリアのRizzolattiのグループとの共同実験で記

録部位をきっちり決めることができました．この共同研究では，2世代目の装置を使って，つかむ対象として三次元の基本形を選びました．立方体，球，円柱，円錐，円環，四角板の6種類です．あとはこれらの立体をスイッチの先につけてそれをつかんで引っ張るという課題を訓練すればよかったわけです．AIPニューロンはこれらの基本型に高い選択性を示しました．

河村 どうやって場所を決めたのですか．

酒田 SIの手の領域がよい目印になりました．ユニット記録で第1指，第2指，第3指…と指の領域を探してそのまっすぐ後ろで頭頂間溝の外側壁に電極を刺入すれば，必ず手操作ニューロンが記録できます．しかもそこをムシモールという抑制物質でブロックすると，手操作運動が障害されることがわかりました[17]．対象の形に合わせて手の形を作るプレシェイピングができなくなります．

3. グラスピングとプレシェイピング

グラスピングと前頭葉とのつながり

河村 お話を伺っていますと，頭頂葉で活動がみられる課題に関連した活動は前頭葉でも必ずみられるような気がします．それはgraspingについても同じでしょうか．

酒田 ええ．このAIPのグラスピングのニューロン，すなわちわれわれが手操作ニューロンと呼んでいる細胞が記録された部位に，HRPなどの標識物質を注入して神経結合を見ると，腹側運動前野にラベルが出てきます[18]．その領域は，Rizzolattiらのグループが同じような運動で活動するニューロンを記録したF5という領域です[19]．

ここには，たとえば拇指と示指の先でレーズンをつまむ動作に選択的に反応する細胞があり，彼らはこの動作を高度精密把握と呼んでいます．行動だけ見ているとAIPとほとんど同じ動作で反応します．しかし，F5は

村田哲先生が向こうに行って同じ装置で調べましたが，視覚優位型がないのです．視覚運動型と運動優位型だけです．ということは，純粋に視覚刺激に反応するニューロンは後方にあるということですね．そしてF5の運動優位型ニューロンは運動指令を運動野へ送っていると考えられます．

　今おっしゃった前頭葉と頭頂葉のつながりですが，ワーキングメモリーの研究で有名なエール大学のGoldman-Rakicは研究室で同じ装置を使って，前頭前野と下頭頂小葉で交互に記録した実験がありますが，ほとんど区別がつかないのです．遅延をかけて目標に視線を向ける遅延サッケード課題で目標の位置を短時間記憶しているニューロンがあります．前頭葉でも頭頂葉でもほとんど区別つかないような持続的な，遅延の期間もずっと続くような活動を見ているんですね．しかし，前頭葉の記録部位は8a野で，眼球運動の指令を出す領域ですから場所の情報は頭頂葉がもとだと思います．

指令機能としての前頭葉の役割

河村　先生は前頭葉は指令機能で，頭頂葉が知覚と解釈なさっていると思われるのですが…．

酒田　その場合もそのターゲットに注意を向けるという命令は前頭葉が出して，それを受けて場所をしっかり区別するために頭頂葉は働いていると解釈しています．

　手の操作の視覚的制御の結論的なモデルが**図7-3**です[15]．頭頂葉の中には視覚信号がCIP（尾側頭頂間領域）から入ってきて，それを受けて対象の形とか傾きを識別する細胞がCIPにあって，これが視覚優位型ニューロンに対象の三次元情報を送ります．

　それから今度は視覚・運動型細胞にシグナルが送られる．この視覚・運動型から運動前野（F5）にシグナルが送られ，それがトリガーとなって指令信号が発せられます．コマンドは運動野（F1）にいきますが，同時に，側副路で頭頂葉に帰ってくる遠心性コピーを運動優位型ニューロンが受けて視覚・運動型ニューロンに渡すと，そこで対象の形と運動する手の形を

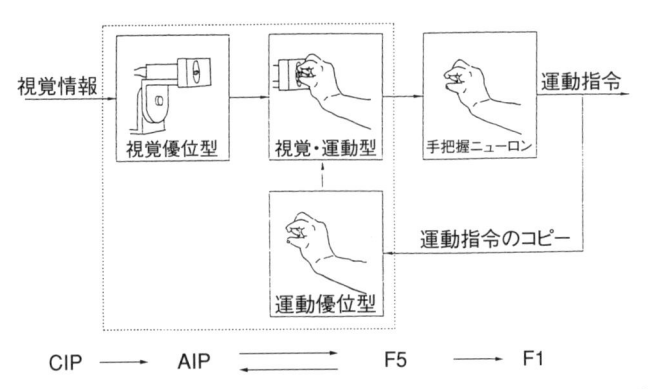

図7-3　手操作運動の視覚的誘導のモデル(酒田英夫：日本生理誌 57(増刊号)：123-132，1995より一部改変)
視覚情報はCIPから入って，AIP内で対象の形と傾きを識別する視覚優位型細胞に伝えられる．運動指令のコピーはF5から頭頂葉の運動優位型細胞に伝えられる．この両者を視覚運動型細胞が統合して，F5の手把握ニューロン信号を送る．そこから運動野の数か所に信号を送って，まとまった運動を実行する．

マッチさせるしくみになっているのだろうと思います．このような手操作運動の視覚的制御に関係する皮質間結合は図3-4のようになっています．

　手の運動の視覚的制御に関しては，南カリフォルニア大学のArbibによる「スキーマ理論」というのがあり，対象の形・大きさ・傾きについての知覚的スキーマに合った運動スキーマを選択して働かせるというモデルが提唱されています[21]．私のモデルはそれに近いものです．これは従来のように刺激を受けて，それに対して決まりきった回路で運動が起こる反射運動のモデルとは根本的に違う随意運動の1つの典型的なモデルです．

プレシェイピングの障害

河村　頭頂葉の破壊症状として，プレシェイピング（pre-shaping）という言葉が出ているのですけれども，それはどのようなことをさすのでしょうか．

酒田　フランスのリヨンにいるJeannerodが見つけたことで，たとえば

手でグラスをつかもうとするときに，われわれは意識しないけれども[22]，グラスに手が届く前にもうすでにグラスの形に合わせて手の形を作っているということです。その機能が頭頂葉が破壊されると失われる。病巣のある半球の反対側の手でプレシェイピングができなくなります。

河村 「プレ」は前という意味ですけれども，シェイピングというのはどういうことでしょうか。

酒田 シェイピングは「対象の形に合わせて手の形を作る」という意味でしょう。その機能を AIP がもっていると考えられるのです。

山鳥 そのプレシェイピングの障害が臨床症状として見事に出ることがありますね。破壊が強い場合が多いですが，たとえばピンポンのボールやパチンコの玉とか，もう少し大きいバレーボールなどのサイズに合わせて手の形が変わってくる。ふつうは自然につかむ前に手の形がサイズに合うようになっている。ああいうものが全然できなくなることがありますね。

酒田 同じ AIP の領域の中でもその大きさの選択性があるニューロンもあります。

河村 山鳥先生の患者さんは頭頂葉の病変ですか。

山鳥 頭頂葉のかなり大きい病巣です。ああいうものは，なかなかきちっとしたデータにしにくいのでその場のコメントで終わってしまいますが。

酒田 われわれはサルの AIP にムシモールという抑制物質を微量注入してプレシェイピングの一時的な障害を起こすことに成功しました[17]。

河村 キノコ毒ですね。

酒田 ええ，GABA の作動薬です。この**図 7-4** がその実験なのですけれども，溝の中に埋まっている小さなプレートは親指と人差し指でつままなくてはいけないスイッチなのです。正常ではきれいに親指と人差し指を対立させてうまく溝の中に入れる。ところが，ムシモールでブロックすると，全部の指を広げたまま近づけていくので，周りの指がぶつかって溝にうまく指が入れられなくなってミスをする。

河村 田邊先生，前にそういう障害をもっている患者さんで…。

田邊 いや，プレシェイピングはできたのではないかな。

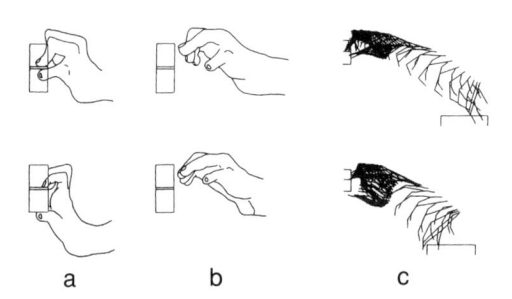

図7-4 AIPのムシモール・ブロックによるプレシェイピングの障害（文献[17]より）
正常では溝付きプレートスイッチに合わせて人差指だけを伸ばして溝に差し込み，拇指を対向させてつまむ（上段）。ムシモール注入後はすべての指を伸ばして溝に近づくので指が中に入らず，プレートがうまくつまめない（下段）。

山鳥 ベッドサイドで使ったものでは取っ手のあるグラスですね。そのグラスの取っ手を持とうとして，ごく自然にどうしてもそこへうまくいかない。わりあい簡単にそういう例というのは，引っかかるのですね。

酒田 一連の手操作関連ニューロンの研究で最も意外だったのは，ほとんど純粋に視覚反応を示す「視覚優位型」ニューロンがかなり多かったことです。とくに操作対象を注視しただけでフルに活動する「対象型」の視覚優位ニューロンは三次元立体に高い選択性をもつ場合が多かったので，三次元図型を識別する知覚ニューロンと区別がつかないほどです。あとで長軸方位選択性ニューロンや平面方位選択性ニューロンなどの視知覚ニューロンが見つかった下頭頂小葉後部のCIPからAIPの視覚優位ニューロンへ皮質間結合で信号が送られていることがわかったので，その辺の役割分担がすっきりしました。

　すなわち，CIPとその周辺の領域が三次元図型とその傾き（方位）などを識別する知覚的情報処理を行い，AIPはCIPの知覚情報を運動前野のF5に送る中継所の役割を果たしていると考えられます。AIPとF5の皮質間結合は双方向性ですから，AIPは知覚情報をF5に送るだけでな

く，F5から運動指令の遠心性コピーを受け取って知覚信号と照合する役割を担っていると考えられます。

　手操作関連ニューロンの研究でもう1つおもしろかったのは「記憶誘導性手操作課題」で活動するニューロンがあったことです。記憶誘導性課題というのは，初め短時間操作対象を注視したあと，明かりを消して2～3秒の遅延時間のあと暗くて見えない対象をつかむという課題です。サルは比較的短期間でこの課題を憶えますが，その時，遅延時間の間，初めに対象を注視したときの反応をそのまま持続するニューロンがかなりありました。このようなニューロンは対象の三次元的イメージを短期間保持する働きがあると考えられます。といっても，AIPの視覚優位型ニューロンがそれ自身で三次元図形の短期記憶の機能をもっているというよりは，CIPの視知覚ニューロンがもっている短期記憶の機能を反映しているという可能性のほうが高いでしょう。

第8章

立体視の高次情報処理と
三次元図形の知覚

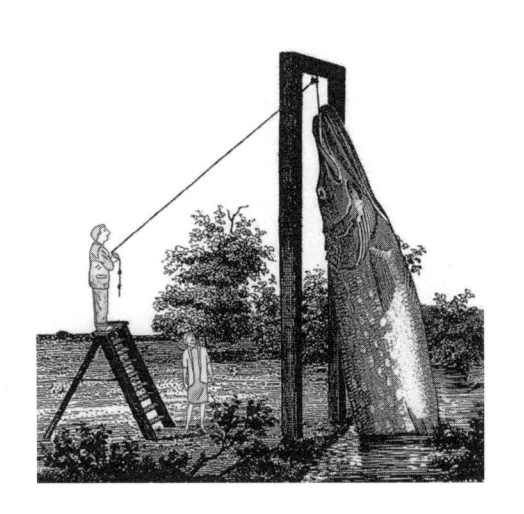

1. 立体視の高次情報処理機構

長軸方位選択性ニューロンの発見

河村 長軸方位選択性ニューロンはどうやって見つけたのでしょうか。

酒田 一番初めはいわゆる臨床的観察からです。30 cm ぐらいの金属棒の尖端にエサをつけてサルに取らせているときに棒の傾きによって反応の違うニューロンが時々見つかりました。それを長軸方位選択性ニューロン (axis orientation selective neuron) と名づけました。略して AOS ニューロンといいます。これがわりあい早い時期に見つかりました[1]。次に手操作ニューロンの研究から[7–14~16] ヒントを得て系統的に探しました。

手操作の課題では，初めに 4 種類のスイッチを使いましたが，その中にレバースイッチがありました。レバーはロボットアームで向きが変えられるので，毎回 8 方向に向きを変えて方位選択性を調べていました。そうすると，レバーに選択的に反応するニューロンは傾きに選択性のあるものが大部分でした。その中で視覚優位型はレバーを見ただけで反応して選択性が高いのです。

前にお話しした頭頂葉症候群のなかに「視軸の歪曲」というのがあって，こういう軸の傾きを識別する機能が頭頂葉にあることは予測していましたが，最初に手操作運動と関連して見つかったのは頭頂葉の知覚機能が動作指向性だからでしょう。しかしこの段階では，前額面だけの二次元的な選択性しか見ていませんでした。おそらくもっと純粋に視覚的に軸の傾きを識別するニューロンがどこかにあるに違いないと考えて頭頂間溝の外側壁を後ろから探していって，かなり後ろのほうでそういうものが見つかった。

そこで，アクリルの光る棒を作ってモータードライブでぐるぐると向きを変えられるようにして，三次元的な方位選択性を調べました。ところが単眼にすると反応が出なくなってしまいました。それで，これは立体視に

違いないと思って，スクリーンの上にステレオディスプレイ装置で刺激を出すことにしました。

それで，刺激を単純化して1本の細い線で左右の眼に傾きのずれを加えたステレオの刺激を使ってみると，それでも十分に反応しました。この傾きの視差（orientation disparity）にもシャープな反応曲線が得られました。結論として，方位視差が軸方位選択性ニューロンの一番クリティカルな手がかりであるといえます。

立体視の研究史
河村　次に先生が今，一番関心をもっておられる立体視のテーマに入りたいと思います。
河村　いつごろから立体視に興味をもったのですか。
酒田　実はずっと前から立体視のことは非常に興味をもっていました。一番初めに立体視に関する神経生理学的研究をやったのは，当時アメリカにいたBarlowとオーストラリアのBishop[3]の2つのグループです。1965〜1966年ごろそれが相次いで発表されました。そこで，ホロプターサークル（単視円）というのを初めて知りました。

これは両眼のレンズの中心と注視点の3点を通る円のことです（図8-1）。「円周角は一定である」という幾何学の定理によると，この単視円上の点と左右の眼の中心を通る弦のなす角は常に輻輳角と同じになります。したがって，左右の網膜で中心から同じ角度の点に像を結び，左右の像が完全に融合します。これを対応点と呼びます。単視円より近くにある点は対応点より外側に像を結び，単視円より遠くにある点は対応点の内側に像を結びます。対応点からのずれを両眼視差と呼びます。BarlowとBishopはネコの視覚野でこの両眼視差に反応するニューロンを発見しました。これが立体視のもとです。

Wheatstoneの立体鏡の発見
酒田　両眼視差があると，それが外側にずれているときは注視点より近く

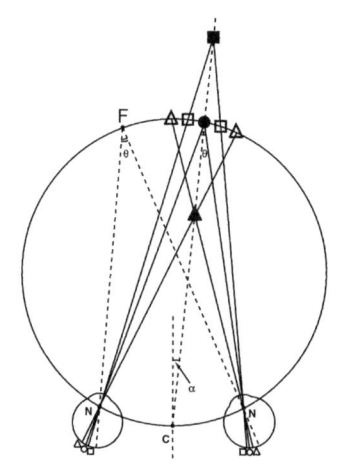

図 8-1　立体視の原理を示す模式図(筒井健一郎：神経進歩 48：583-591，2004 より)
注視点 F と両眼のレンズの中心を通る円を単視円と呼び，その上の点はすべて網膜上の対応点に像を結ぶ。注視点より近い点(▲)は対応点の外側，遠い点(■)は対応点の内側に像を結ぶ。このずれを両眼視差という。

にあるように見え，内側にずれると今度は注視点より遠くにあるように見えます。Wheatstone がその視差を実際に図形として呈示して融合させる立体鏡を発明しました[4]。これは**図 8-2** のように 2 つの鏡を直角に設置して，それを真ん中に置くのですね。少しずれた図形，つまり 1 つの立体を左眼で見た図と右眼で見た図とを左右に配置して，真ん中の鏡に映して，その背後で融合するようにセットした装置です。それで左右のずれを奥行きの違いとして感じ取っているということをまず心理物理学的に証明しました。**図 8-3** は Wheatstone が初めの論文に出した図の中から選んだ絵で A は四角い台形ですが，この 2 つを交叉性に融合すると手前に飛び出した立体的な台形が見えます。B は円の中を貫く直線で，交叉性に融合すれば後に傾いた線が見えます。さっき出てきた軸方位選択性ニューロンが反応するのはこういう図形です。

1. 立体視の高次情報処理機構　175

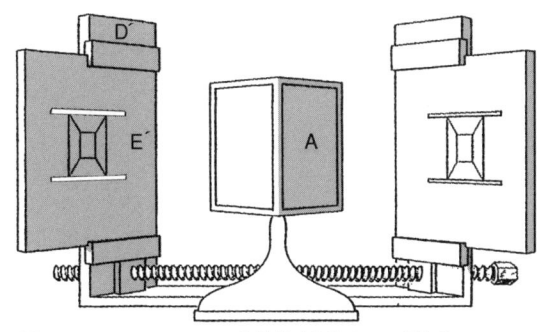

図8-2 Wheatstoneの立体鏡（文献5)より引用）
中央に直角に合わせた鏡Aを置き，両側のプレートE′に視差のある図型を置き，鏡の後ろで像を融合させる。

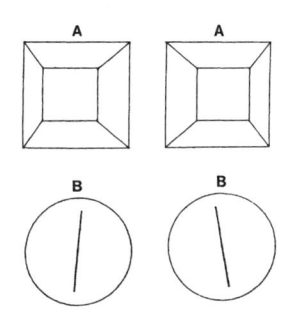

図8-3 Wheatstoneの使った図の代表例（文献5)より）
Aは底面が正方形の台形，Bは傾きのずれた2本の線交叉性に融合すると手前に飛び出した台形と後ろに傾いた線が見える。

　Wheatstoneは，左右の形のわずかな違いによって奥行きを検出していると解釈したのですが。それに対して，100年後にアメリカのベル研究所のJuleszがランダムドット・ステレオグラム（RDS）を作り，形がまったく見えなくても視差だけで奥行きが見え，それから逆に形が見えてくることを証明しました。彼が作った『サイクロプスの眼による知覚』という本があります[5]。赤と緑のフィルターを使って立体図を見るアナグリフを

集めた本ですが，1971年に出版されてちょうど2回目にMountcastleのところに留学したときに会った心理学出身のポストドックの人が私に見せてくれたのでさっそく買いました。実におもしろく繰り返し見ていて，これが役に立つことになったのです。しかも，同じジョンズ・ホプキンス大学の生理学教室にいたG. F. Poggioが[6]，このランダムドット・ステレオグラムを使って，第一次視覚野（V1）で立体視の神経生理学の研究をやっていたので，その経過を近くで見ることができました。長い間かかって彼はRDSで視差のある刺激に反応する両眼視差検出ニューロンを発見しました。

2. MarrとGibsonの三次元図形の研究

Marrの三次元図形の表象

　もう1つ立体視にまつわる本としては，David Marrの"Vision"があります[7]。Marrは伊藤正男先生が紹介した小脳の「パーセプトロン論」で日本では有名になったMITの人ですが，彼の死後1982年に出版された"Vision"のほうがはるかに重要な仕事です。

山鳥　亡くなったのは30代ですね。

酒田　ええ。白血病で亡くなったのですが，その前に視覚の計算理論をまとめて原稿を書いてあったのです。これは要するに，コンピュータビジョンの理論なのです。コンピュータを使って形を認識するシステムを開発して，視覚の情報処理の理論が欠けていることに気がついた。そこで脳の視覚系にもあてはまる計算理論を創ろうとした野心的な試みです。

　この本の冒頭に視覚系の最大の目的は三次元の図形の表象（representation）を作り上げることであるとMarrは言い切っています。その途中のプロセスがいくつかあるのですが，最初は「原始スケッチ」といって，二次元の網膜像から輪郭を抽出する処理段階があります。有名なHubelとWieselが発見したV1の単純細胞と複雑細胞は，この段階の処理をし

ていると考えていいと思います[8]）。これは二次元のイメージの表象です。

立体視の視差の勾配と平面の傾き

山鳥 2Dということですね。

酒田 そうです。その後に表面の表象（surface representation）という段階があります。

山鳥 2½次元段階でしたか。

酒田 そうです。2½スケッチとMarrが呼んでいるのは結局，観察者中心の座標系による表面の表象（viewer centered representation）です。**図8-4**のように全体を小さな部分に分けて自己中心座標系で両眼視差や，奥行きの絵画的手がかりを処理して得られる局所的な表面の三次元的傾きと，奥行きを全体的にマップした視覚的なイメージを意味します。輪郭を基礎にした原始スケッチから表面を基礎にした2½スケッチへと処理を進めるわけです。その段階で平面の傾きを検出するというプロセスが非常に重要になります。立体視では視差の勾配から平面の傾き（surface orientation from disparity gradient）を計算するプロセスがあるとMarrは仮

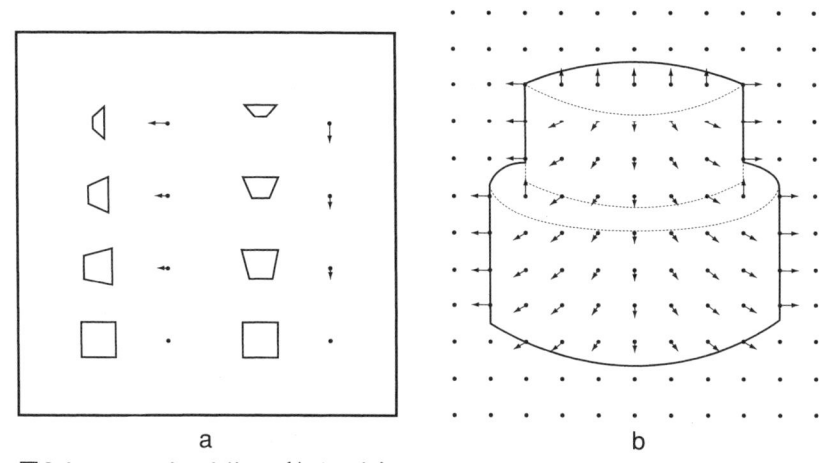

図8-4 Marrによる立体の2½次元表象（文献[10]より）
a：各矢印が表す局所平面の傾きを正方形を斜めから見た図で示す。b：各部分の面の傾きを立体の表面にマップした図。

定しました。

Gibson の心理物理学的探究

酒田 この理論の基は実は Gibson という心理学者の研究です。Gibson は 1950 年に "The Perception of the Visual World"(『視覚的世界の知覚』)という本を出しました[9]。戦時中に彼が空軍の研究所でやった仕事を中心にまとめたものです。その中に奥行きの知覚には勾配(gradient)が重要であるという説が出てきます。最初に網膜上のイメージというレベルがあって,次に知覚のレベルにいくときに,どういう手がかりが使われるかをまとめて「知覚の心理物理学的理論」(psychophysical theory of perception)を提唱しました。奥行きと距離の知覚のための刺激の変数という章があって,そこで勾配が重要な手がかりであるといっています。

その1つが「テクスチュアの勾配」です(図 8-5, a, b)。次が対象の「大きさの勾配」(図 8-5, c)です。

きめの勾配というのはドットパターンでいえば,遠くに行くほど密度が高くなっていくことです。それから「大きさの勾配」は,同じ物が並んでいると遠くに行くほど小さくなるという勾配。それから「幅の勾配」というのがあって,平行線の幅が遠くに行くほど狭くなるという勾配です(図 8-5, d)。遠近法のエッセンスはこれです。これらの勾配によって奥行きを識別しているということを Gibson は心理物理学的に証明しました。正確にいうと,テクスチュアの密度の勾配や幅の勾配から地面や床面とそれを見下ろす視線との角度(俯角)が計算され,それから距離がわかるというしくみです。勾配の中に実は「視差の勾配」というものも入っています。

3. 平面の傾きのテクスチュア

平面の傾きに反応するニューロン

酒田 Gibson は心理物理学で平面の傾きの手がかりを発見したのですが,

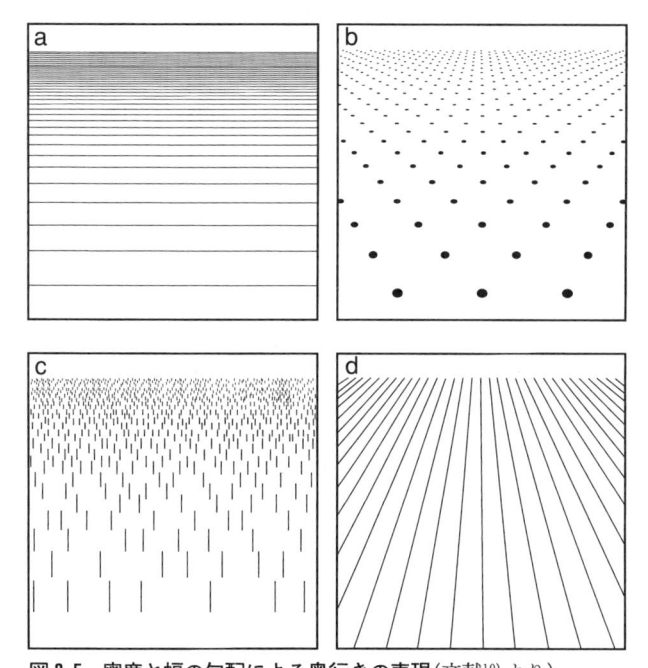

図 8-5 密度と幅の勾配による奥行きの表現(文献[10] より)
a：横線の密度，b：点の密度，c：高さと密度の勾配，d：平行線の幅の勾配

　Marr はそれを取り入れて，「視差の勾配から平面の傾きへ」というプロセスを計算理論のなかで述べています。私は CIP（尾側頭頂間領域）で平面の傾きを識別する細胞が見つかったときにそれを証明したいと思いました。平面方位選択性（SOS）ニューロンは，長軸方位選択性（AOS）ニューロンとほぼ同じ領域，つまり，CIP で比較的簡単にみつかりました[11]。円柱ではなく，四角いプレートによく反応して両眼視差感受性のあるニューロンです。AOS ニューロンのほうは細くて長い刺激がよいのですが，SOS ニューロンは幅が広いほうが反応がよく，しかも三次元的な傾きに選択性をもっていました。
　最初は遠近法も含めた立体的な図形を使ったのですけれども，今度はそれをランダムドット・ステレオグラムに置き換えて視差の勾配をつけたら

見事に平面の傾きに選択性をもって反応するニューロンが見つかりました[13]。

河村 先生の研究の背景には Marr の "Vision" や Gibson の "Perception of the Visual World" という名著をきちんと読んで勉強なさって，それがあったからこそ研究につながったということでしょうか。

CIP とテクスチュアの勾配

酒田 Marr の理論は初めからこれだという気がして，いつかその仮説を実証したいという感じで読んでいました。もちろん Gibson も知ってはいたのですけれども，むしろ SOS ニューロンがテクスチュアの勾配に選択的に反応することを日大で筒井健一郎先生が見つけてから読み直したら，Gibson が奥行きの手がかりとして一般的に「勾配」が大事だといっていることに気がついたのです。そのなかには，「遠近法の手がかりは幅の勾配である」ということも含まれていました。それまで私自身は真の奥行き知覚は立体視でしか得られないと思い込んでいたので，眼を開かれた思いがしました。

CIP についても初めは立体視の高次中枢というだけで両眼視差の情報処理専門の領域と考えていましたが，それ以外に単眼性の奥行き手がかりも取り入れて三次元図型の知覚にかかわっていると考えるようになりました。

CIP は頭頂間溝の一番後ろで V3A に接していますから，V3A と CIP の関係は V5/MT と MST の関係に似ています。つまり一方は網膜部位局在があって知覚の前処理をし，他方はその情報を基に知覚情報を読み取るという関係です。立体視は V1 での視差の検出から始まるわけですが，V2 の太い縞を経て V3A が両眼視差専門の領域として網膜部位局在を保ちながら両眼視差の系統的な処理をするという流れになっています。

そこまでは「視差」の検出と視差による輪郭の検出ですけれども，CIP に入ると，「視差の勾配」の検出というより高次の情報処理を行い，それによって平面の勾配という知覚的情報を読み取る段階に入るわけです。そ

して同じ CIP ニューロンがテクスチュアの勾配や遠近法の幅の勾配にも反応するということがわかったので，おそらくあらゆる奥行きの手がかりを統合しているに違いないという結論になりました。

三次元図形を知覚する頭頂葉

酒田　それで実験として今度は遠近法だけの刺激と，視差だけの刺激と，さらには両方を合わせた刺激に対する SOS ニューロンの反応を比べてみました[14]。すると，両方の刺激を合わせたときに非常に強く反応するものがあるということがわかりました。これは実際に目で見て本当にそうなのです。そしてわれわれは心理物理学的にもそれを検証しました。これは立体視の手がかりと単眼性の奥行き手がかりが統合されて意識に上る知覚の信号が出てくることを意味します。

酒田　また，テクスチュアの勾配のほうはドットパターンでも格子縞でもそれだけできれいな方位選択性を示すニューロンがすぐに見つかりました（図 8-6）。その多くがランダムドット・ステレオグラムの中にある同じ傾きの平面にも反応し，テクスチュアの勾配と両眼視差を合わせた奥行き平面に最も強い反応を示しました。

　したがって，この領域が単に両眼視差の高次処理の領域というだけではなく，一般的に奥行きの知覚に関係した高次の領域であるということがわかりました。それで今までのいろいろな疑問が解けました。たとえば，構成失行の患者さんが絵を描くときに平面的な絵を描いてしまう理由ですが，立体視は関係ないのにどうしてそうなのかということが非常に長い間疑問だったけれども，両方を合わせて奥行きを知覚している領域だということがわかると，両眼視差も単眼性の絵画的手がかりも共通の奥行き知覚を惹き起こす。両者の違いは質的なものではなく，量的なものだということがはっきりしました。そして全部を統合して三次元図形を知覚する機能が頭頂葉にある可能性が高くなってきました。まさしく，Marr の理論の核心に迫る研究が頭頂葉でできるという確信が生まれました。

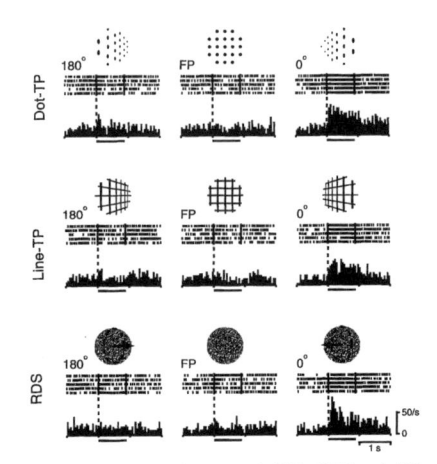

図 8-6 テクスチュアの勾配と視差の勾配に反応する平面方位選択性ニューロン
（文献[14] より）
上段：ドットの密度勾配への反応。**中段**：格子縞の勾配への反応。**下段**：ランダムドットの視差の勾配への反応。

4. 立体視と 3D モデルの探求

Marr の「パーセプトロン理論」と立体視

── Marr というと小脳の「パーセプロトロンモデル」が思い浮かびますが，立体視の問題はどのように関係しているのでしょうか。

酒田 Marr の理論というと小脳パーセプトロンモデルが有名ですが，あれは初期の研究でまったく別の系統です。パーセプトロンは学習によってパターンを認識する知覚性回路モデルとして作られたものです。

　何かまとまった機能をもったシステムの話ではないのです。小脳にも確かにそういう要素があるということもそのとおりなのですけれど，"Vision" のほうはもっと全体的な理論です。網膜のレベルから始まって

最終的に三次元的な図形がどういう処理の結果として認識されるか，それを表象（representation）として，脳の中で再構築するプロセスの全体を論じた仕事です。それをコンピュータのプログラムである程度実現しているので説得力のある理論になったわけです。運動から形（shape from motion）や，陰影から形（shape from shading）というアルゴリズムも使っています。

しかし最後に，三次元図形の表象として3Dモデルを仮定し，動物や人の形を多数の円柱の組み合わせとして表象するモデルを提唱している部分は未完成といわざるを得ません。

3Dモデルの表象

酒田　最後に方法の弁護という題のあとがきでMarrが言っていることは，何のために3Dモデルの表象が必要なのかということです。1つは初めから彼が主張しているように対象を認識するためです。三次元の物体を認識するためには，どこから見ても同じものであるということが認識できないといけない。ですから，「三次元の表象が脳の中にある」と彼は考えて，それが視覚の主な目的であると言ったのです。しかしもう1つの目的として，操作ということを言っています。物体を操作するには三次元の表象が必要である。

河村　それは先ほどのプレシェイピングとは違うのですか。

酒田　プレシェイピングもそれに含まれますけれども，もっと一般的に物体を操作するという意味です[15]。私の解釈では三次元の表象が必要なのは多分対象の同定とか再認ではないだろう，むしろ操作が中心だという考えです。だから三次元図形の表象は頭頂葉にあると思います。

ニューラルネットワーク理論の誤解

河村　Marrの学問的なバックグラウンドは何なのでしょうか。

酒田　工学系ですね。結局コンピュータサイエンスですから。

河村　川人光男先生の『脳の仕組み』[16]を読んだときに初めてMarrの

"Vision"について知ったのですけれども，Gibson は山鳥先生の本を読んだときに初めて知りました。Gibson は心理学者ですが，それ以外に Marr の先駆者はいたのでしょうか。

酒田 工学関係では「パーセプトロン」が早くから脳を意識して作られましたが，Marr は「パーセプトロン」の流れとは全然違うのです。ソフトウェアで視覚系の機能を実現しようとした人ですから。そのための理論ですから，ニューラルネット理論の信奉者が Marr の計算理論を非常にもてはやすのですけれども，やっていることは全然違います。

　Marr は論理的なアルゴリズムで三次元的な図形を認識するシステムを作るということをやったわけですね。ところが，パーセプトロンあるいはニューラルネットの系統の人達はアルゴリズムがないのです。隠れ素子というのが中心ですから，何がそこで行われているか中身はわからないのです。結果として何か識別ができるというようなシステムばかりやっているのです[17]。

曲面の識別と Koenderink の鏡面像

酒田 ただ，一番最後に私がやりたいと思ってやれなかったことがあります，それは平面の傾きまでは行ったのですが。三次元図形の認識で非常に大事な曲面の識別まで行かなかったことです。もちろんポリゴン（多面体）というものがあります。三次元図形というものは平面で構成されたポリゴンとそれから曲面で構成された図形と両方あるのです。Marr は $2\,^1/_2$ の表象というときに，結局ローカルな面の方位のマッピングというレベルにとどまってしまったのですね。

　カップのような丸いものの場合はローカルな面の傾きが少しずつ変わっているので，この全体を総合して形が認識されるという見方ですね。このローカルな面の傾きは何を中心にしているかというと，観察者中心なのです。観察者中心座標系でこれを面の傾きを表現したものが中間にあると考え，これを「表面ベースの表象」と呼んでいるのですが，これでは少しまだ曖昧ですね。

曲面の場合は曲面そのものをパラメトリックに表現できるようでないと困るわけです。それについては Marr のあとでオランダの Koenderink（図 8-7）という人が詳しくやっています[18]。あらゆる種類の曲面を形指数と曲率指数で表しています。形指数は大きく 3 つのカテゴリーに分かれます。楕円と円柱と鞍形を区別します。その中間を取れば大体形は全部カバーできます。それで，凸面（convex），凹面（concave）の両方があるとすれば，あらゆる形が表現できるといっています。あと多面体（polygon）の場合は面の境界が重要です。

平面の傾きがわかって，その境界が認識できればあとはその組み合わせであらゆる多角形は表現できるわけです。それと曲面と両方があってはじめて三次元図形の系統的な表現というものが可能になると思います。

われわれが見つけたのはその前段階の平面の傾きということで，これは大事な要素には違いないのですけれども，曲面に反応するものが必ずあると思っています。その 1 つは実は，長軸方位選択性ニューロンの時にもうすでに見つかってはいるのです。これは円柱に反応して，同じ傾きで同じ長さであっても角柱には反応しない。つまり球体に反応するニューロンです。

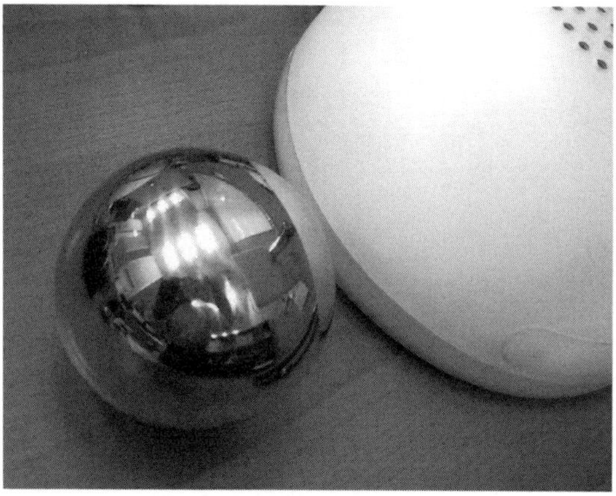

図 8-7　Koenderink の鏡面像（specularity）

そういうものが断片的には見つかっているのですが、もっと系統的にいろいろな曲面に反応するニューロンがあるはずだということで、今若い人に一生懸命それを探してもらっているところなのです。それが見つかれば、あとコーナーも間違いなくあると思うので、三次元図形はそれの組み合わせでできるはずです。

構成要素による図形の認識

酒田 その先にある理論は Biedermann[19] の「構成要素による図形の認識理論」(recognition by component) 理論です。ジオン (gion) というものを考えたのですね。三次元の基本形です (**図 8-8**)。ジオンというのは多少彼の場合は思いつき的なところがあって、Koenderink の曲面のようにシステマティックではないけれど、20数種類のジオンを考えれば、あとはその組み合わせでいかなる複雑な図形も表現できると言っています。

ともかく、最終的にはまず基本形の識別があって、あとはその組み合わせで三次元図形がすべて表現できるということになります。おそらく頭頂葉はその表象の再構成という情報処理を行っているだろうと思われるので

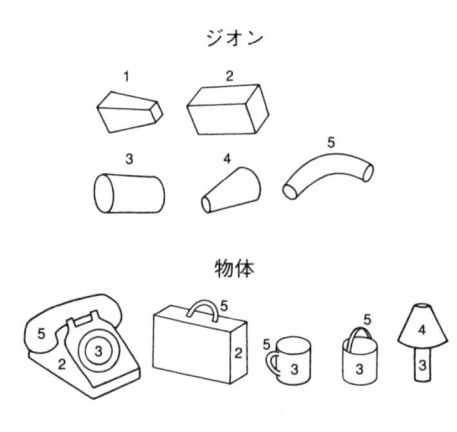

図 8-8 代表的なジオン(立体の基本形)と
　　　　ジオンの組み合わせによる三次元物体の表現
(文献[20]より一部改変)

す．破壊症状としては頭頂葉症候群として構成失行がありますが，構成失行には2つの側面がある．1つは立体的な構成が認識できるかどうかという側面と，それを組み立てる操作ができるかどうかという側面の両方があります．Warrington[20]はどちらかというと右半球は認識のほうではないかということを言っています．

山鳥 右と左で症状の違いがあるということはずっといわれています．右損傷の場合は非常にごちゃごちゃに書いてしまう．左損傷の場合は大まかなところで書くけれども，ごちゃごちゃにはしない．大体の大枠はわかってはいるのではないかという気配のものを描くけれども，右半球は立体そのものが全然作れないで，絵でいうと何かめちゃくちゃなものを描くというそういう差は昔からいわれています．

酒田 自転車などでもフレームと車輪を重ねて描いたりしてますね．

山鳥 全部切れ切れのものが重なったような．

酒田 ええ．そういうふう描きますね．

山鳥 大枠の遠近法は全然表現されていない．左半球損傷の患者さんは遠近法が一応あるようにみえる感じのものを描きます．

酒田 私が一番おもしろいと思うのは，Crichleyのいう空間的構成失行という症状です．積木で三次元的な構造物を組み立てる課題ができなくなる症状です．これぞ頭頂葉の機能を統合した機能だと思います．いつの日か，そういう機能を果たすニューロン群が見つかることを夢みています．

地誌的障害

河村 地誌的障害についてはどのようにお考えでしょうか．

酒田 地誌的失認とか地理的失見当識と呼ばれる症状には早くから興味をもっていました．頭頂葉の損傷で道に迷うというケースです．古くはHolmes（1918）が視覚的見当識障害と呼んだ頭頂葉の銃弾損傷の症例で地誌的記憶の喪失として道順がわからなくなるケースを報告しています．

　Holmes & Horrax（1919）のケースも自分の家から駅に行く道がわからなくなったという症状を訴えています．Kase（1977）のケースも印象的

で，両側の頭頂葉内側面の梗塞で椅子に座れない，ベッドにまっすぐ寝られないという全身運動の視覚的制御の障害があると同時に，いったん廊下に出ると自分の病室に戻れないという空間的失見当識が現れたと報告されています。そして，河村先生から脳梗塞を起こしたタクシー運転手が川崎駅前で客を拾って横浜へ行ってくれと言われて，どの方角へ行ったらいいかわからなかったという話を聞いて以来，サルの頭頂葉で道順記憶の問題を研究したいと思うようになりました。そこで，街並失認と道順障害の違い[20]についてお聞かせいただきたいのですが。

河村 風景認知の障害と考えられるのが街並失認です。街並失認患者は自宅付近を散歩して道に迷う，自宅の前まで連れてきてもそれとわからず通り過ぎてしまう，発症後，自宅または通院している病院内で迷うなどの症状で気づかれることが多いのです。患者は「よく知っているはずの建物・風景を見ても初めて見るもののように感じる」と言います。熟知した街並つまり，建物や風景の形態的な認知は可能ですが，その同定が不可能（ある建物を見て，それが建物であることはよくわかるが，何の，またはどこの建物であるかがわからない。一方，熟知した地域内での道順（方角）の想起は可能です。つまり，街並失認患者は頭の中に道順の地図を描くことはできるのですが，眼の前の風景が道順をたどるうえでの指標とならないために道に迷う。街並失認自験例の病巣を重ね合わせると，共通病変は右海馬傍回にあります。すなわち，街並失認の責任病巣は右海馬傍回です。人間の海馬傍回は野外のシーンを見せたときに活動するという報告[21]があります。

　道順障害は，街並失認と同様に，自宅付近や病院内で道に迷うのですが，患者の訴えは「眼の前の風景が何であるかはわかり，自分が今どこにいるかもわかる。しかし，そこからどの方角にいけば目的地があるかがわからない」というものです。

　つまり患者は，熟知した建物や風景の同定は可能ですが，熟知した地域内での道順の想起が不可能で，街並失認とは対照的です。さらに興味深いことに，熟知した地域内で，一度に見渡せない比較的広い範囲内の病院内

や自分が住む町・市などの道順は不可能ですが，熟知した地域内の1点にいると仮定して，そこから見える範囲内にある建物や家具の位置を新たに記銘することは可能です。つまり道順障害では，一度に見渡せる狭い空間内では見える範囲内の建物を想起（旧知の場所）または記銘（新規の場所）することが可能ですが，一度に見渡せない広い空間内では2地点間の位置関係（方角）を想起（旧知の場所）または記銘（新規の場所）することが困難です。このいわば「方向定位」の障害，または「方向感覚」の障害が道順障害の症候上の特徴です。

　共通病変は右脳梁膨大後域にありました。すなわち，道順障害の責任病巣は右脳梁膨大後域です[22]。

酒田　最近，ブレインイメージングの方法を使って，人間のナビゲーションの機能局在を調べた研究がいくつか発表されています。Maguire ら(1997)がロンドンのタクシードライバーを被験者にして行った道順想起のPETによる研究がとくに有名です[23]。

ロンドンのタクシードライバー

酒田　ご存じかもしれませんが，ロンドンのタクシードライバーは街の道路に精通していて，ある場所からある場所へ行く最短コースを選ぶ厳しい試験に合格しないとなれないという話です。Maguire らはこのタクシードライバーの特技を生かし，心内ナビゲーションの活動部位を調べました。道順想起による活動から道標となる有名な記念碑や建物の想起による活動を差し引くと右海馬の活動の有意な増加が現れました。その他に頭頂葉内側面と後帯状回にも有意な活動の増加がみられました。

　地誌的な課題である道順の想起と道標の想起を合わせて，非地誌的課題である映画のあらすじとスチール写真の想起を差し引くと，頭頂葉内側面，後帯状回，紡錘回と海馬傍回の活動が残りました。

　それから順序のある道順と映画のすじから順序のない道標とスチール写真の想起を差し引くと頭頂葉内側面だけが残りました。

バーチャル・リアリティのナビゲーション

酒田 その後，ナビゲーションに関係する脳の活動部位を調べる研究で，コンピュータによる人工現実感（バーチャル・リアリティ）の映像が使われるようになりました。Maguire は海馬の場所細胞の発見で有名な O'Keefe と組んでバーチャル・リアリティの町の中のナビゲーションによる脳の活動を PET で計測しました[24]。その結果はタクシードライバーの場合と同じく，バーチャル・タウンのある場所からある場所へ行く場合と矢印に従って動く場合を較べると，記憶によるナビゲーションの時に右の海馬に活動の有意な増加がみられました。そして右の下頭頂小葉(PG)と両側の頭頂葉内側面（PGM）の活動の増加もみられました。

これらのブレインイメージングによる研究を踏まえて，われわれはサルにバーチャル・リアリティの環境のなかのナビゲーションを訓練して頭頂葉内側面のニューロン活動を記録する実験を計画しました（Sato ら，2004）。バーチャル・リアリティとしては幅 2 m，高さ 1.5 m の大きなステレオディスプレイの画面をサルに 57 cm の距離から見せて，ジョイスティックの操作でその中を動きまわる訓練をしました。

ジョイスティックの動きは 3 方向で前に倒すと前進，左に倒すと左折，右に倒せば右折できるようになっています。最初に作ったのは，2 階建のバーチャル・ビルディングでその中に会議室，図書室，コンピュータ室，運動ジムなどを配置し，2 階にはエレベーターで上るようにしました。最初の訓練は 1 年近くかかってようやく 5 つのルートを覚えました。初めは案内の人形のあとについて進むのですが，最終的には，ゴールの部屋のイメージを見せたあと入口に戻すと，記憶によって入口から見えない部屋でもジョイスティックを操作してゴールインできるようになりました。

曲がり角ニューロンの発見

酒田 頭頂葉内側面の PGM に微小電極を刺入してニューロン活動を記録すると間もなく，ナビゲーションに関連したニューロンが記録されまし

た．まず，建物のある場所で活動する場所細胞に似たニューロンがいくつか見つかりました．そのうちに，ある部屋にゴールインするときに活動するニューロンや廊下の角で曲がるときに活動する曲がり角ニューロンも見つかりました．

この場合も左折する場所は2箇所あるのに，そのうちの1箇所だけで活動するので，道順の記憶の一部としてある場所で左折することを覚えている細胞とみることができます．さらにおもしろいのは，廊下の途中でいったん止まるチェックポイントの付近で，次のチェックポイントで，3つの方向のうちのどちらに進むかによって選択的に活動するニューロンが見つかったことです．このタイプのニューロンは次のチェックポイントで進む方向を予測するニューロンですから，ナビゲーションに重要な役割を果たすに違いありません．

実は，ニューヨーク州立大学のEichenbaum(2000)[25]が，これとよく似たニューロンをラットの海馬で記録しています．この実験は簡単な円形のT字型迷路で中央に廊下があって，両端が円型の廊下につながっているものです．ラットは円形の廊下に達したときに左に行くか右に行くかを判断しなければなりません．中央の廊下を進むときに次に左折するときだけ活動するものと，右折するときにだけ活動するものが見つかりました．Eichenbaumはこのニューロンはエピソード記憶に関係したニューロンだと言っていますが，明らかにナビゲーションにかかわるニューロンと考えられます．

われわれは始めゴールの方角を表すような活動を示すニューロンが見つかることを期待していたのですが，今までのところそういうニューロンは記録されていません．しかし，ゴールの部屋に達するルートの各部分で活動するニューロンがあって，曲がり角でどちらに曲がるかを表すニューロンがあり，しかも次のチェックポイントでどの方向に進めばよいか予測するニューロンがあれば，これらのニューロンが決まった順序で活動すればゴールまでのルートは表現できます．

まだ予備的な研究の段階で結論を出すのは早過ぎるのですが，ともかく

この領域にナビゲーションに役立ちそうなニューロンが集まっていることは間違いありません。この領域が，サルのナビゲーションのコントロールに必要であることを立証するため，抑制物質のムシモールを注入して機能的ブロックを試みました。すると，全部のルートが一度にできなくなるのではなく，いくつかのルートが選択的にできなくなるという結果になりました。したがって，機能ブロックで侵されるのは，全般的な視覚や運動の機能ではなく，道順の記憶であることが確認できました。今後この領域のニューロンの働きを調べることによってナビゲーションに必要な順序の決まった空間的記憶のメカニズムを解明することができるのではないかと期待しています。

ナビゲーションとエピソード記憶

　ナビゲーションには順序という時間的要素が入っているので，エピソード記憶と近い関係にあります。ブレインイメージングでナビゲーションのことを研究したBurgess, Maguire, O'keefe[26]は同じようにバーチャル・リアリティのシステムを使って，エピソード記憶に関係した脳の活動部位を調べました。バーチャル・タウンを歩き回っていろいろな場所で何か品物を渡されて，それをあとから想い出すという課題です。

　その結果，ナビゲーションの時は右の海馬の活動が高まるけれども，エピソード記憶の課題では，左の海馬が活動するという結果を報告しています。一方，だいぶ前から左の膨大後皮質性健忘がエピソード記憶の障害であるという報告がありますから，人間の場合は左の頭頂葉内側部がエピソード記憶にかかわっている可能性が高いと思います。

　典型的なエピソード記憶は自分自身に起こった出来事を視覚的なイメージとして記憶し，とくに強く印象に残った出来事の記憶像は脳の中に貯えられ，映像として視覚的に再生することができることは日常よく経験することです。

第9章
空間視からみる近代絵画

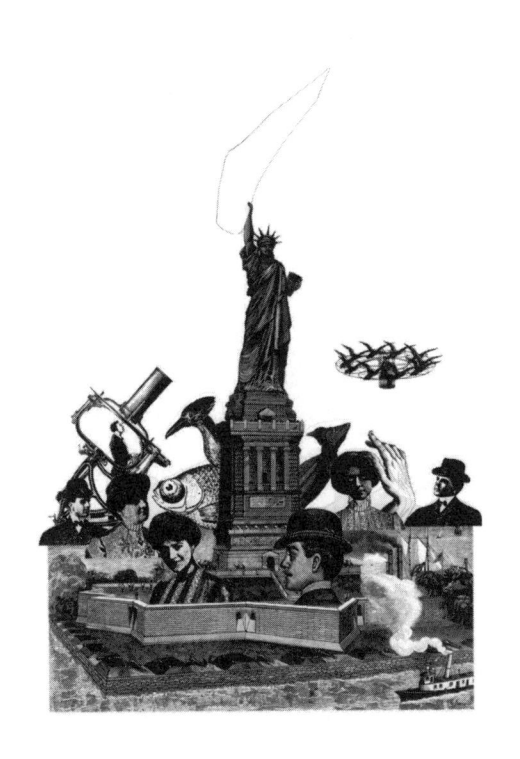

1. 記憶で描く三次元物体の表象

── Oliver Sacks の『火星の人類学者』[1]の「夢の風景」の中にサンフランシスコに住むイタリア人が故郷のトスカナ地方の街の風景を想い出して描いた絵の話が出てきます。

山鳥 あれは誰かが実際に現地に行って写真を撮ってきて比べていますよね。Franco という名で紹介されている。

酒田 ええ，そうです。

山鳥 記憶で描いているものね。

酒田 記憶で描いた，自分の故郷の風景がすばらしくリアルで三次元的に描かれています。ああいう絵を見ると三次元の物体の表象がそのまま記憶として保存されてるという説を信じたくなります。

Oliver Sacks はあの絵は側頭葉てんかんの「想い出発作」が産み出したものだと述べていますが，あれほどまでにリアルな臨場感と三次元性は頭頂葉の働きによるものと考えざるを得ません。したがって，「2つの視覚系」のモデルは知覚について成り立つばかりでなく，記憶についても空間的記憶と対象の記憶が頭頂葉と側頭葉に分かれて貯えられ，それが最終的には統合されるというモデルが脳の機能地図の重要な柱になるといえます。

「セザンヌは生涯奥行きを追求した」（ジャコメッティ）

田邉 頭頂葉の進化の話から始まって，外界の知覚，それと前頭葉の関係，外界の知覚や空間視の生理的な側面に触れていただいたのですが，最後に近代絵画との絡みで頭頂葉のおもしろさを先生に語っていただければと思います。

酒田 私は数年前に "Trends in Neuroscience" に総説を書かせてもらったのですけれども，その題が 'The role of the parietal association cortex

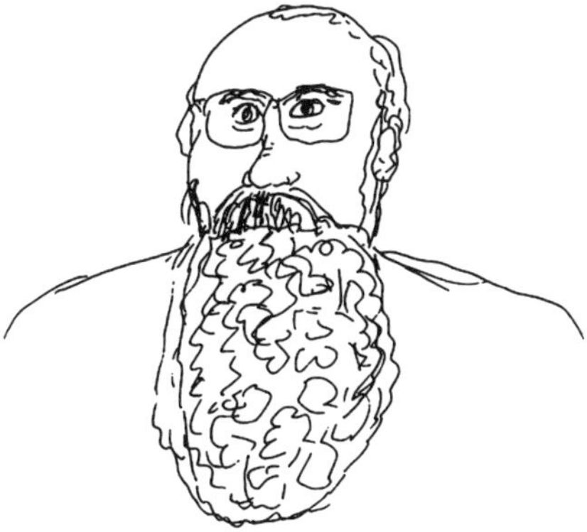

図 9-1 Oliver Sacks の肖像画

in depth perception and visual control of hand action'(「奥行き知覚と手の動作の視覚的制御における頭頂葉の役割」)でした。結局振り返ってみると，奥行き知覚ということを一生のテーマとしてやってきたような気がします。それが頭頂葉の機能の一番中心だからです。

　私の研究の理論的根拠は Helmholtz に始まり，von Holst や Gibson に受け継がれた心理物理学の理論と Marr の視覚の計算論ですが，それに先駆けて空間視のメカニズムを直感的に理解していたのが画家のセザンヌです。フランスの哲学者のメルロ=ポンティは『眼と精神』という絵画論の中で，「セザンヌは生涯奥行きを追求し続けた」という彫刻家ジャコメッティの言葉を引用してセザンヌを讃えています。そういう意味で私はセザンヌの絵に単なる美しさ以上のものを感じるのです。

近代絵画を理解する新しいパラダイム

——　脳科学による近代絵画の研究は，新しい段階にきているようですが，Marr 自身はそういうことは論じないのでしょうか。

酒田　Marr に絵画について書いているところが 1 箇所だけあります。

——　それはどういうものですか。

酒田　"Vision"のあとがきに,「点描主義（pointillist）は主にイメージをいじくっている」と書いています。イメージというのは網膜のイメージのことなのです。そのほかの技法には触れていない。したがって,でき上がった絵は従来のものと変わりないといっています。

　これは遠近法をそのまま使っているという意味です。

　「ピカソは三次元のモデルを壊してしまっているので,現実的な三次元性は失われている。表面を基にした表象を十分に扱った画家を見つけるのは難しい。たぶんセザンヌがそうかもしれない。」Marr が設定した $2^{1}/_{2}$ 次元スケッチというものは表面のレイアウトでシーンを表すという処理段階です。それを "Vision Science" を書いた Palmer は表面ベースの表象（surface based representation）と言い換えていますが,原始スケッチから 3D モデルにいく中間の段階として,そういう表面をベースにしたシーンの知覚的なイメージの表象というレベルがあると Marr は考えました。「画家でそれをやった人を見つけるのは難しい,それは多分セザンヌだろう」（"Cezanne perhaps"）というわけです。

　絵画の歴史をたどると,ルネッサンスの画家は物理的な遠近法で奥行きが表現できることを発見して,針穴写真器と同じ原理を使ったカメラ・オブスキュラ（camera obscura）や,硝子の板に単眼で 1 つの視点から見た像をペンで写し取る Alberti の窓などの道具を使って外界の映像を写し取る技法を用いました。西洋の画家は印象派の時代に至るまでこの古典的な遠近法に従って絵を描いてきました。

　しかし,セザンヌは物理的な遠近法に従って描いた風景画が現場で見た印象とまったく違うことにある時から気がついて,直感的に自然に即して知覚される大きさや形をそのままキャンバス上に描く手法を取り始めました。伝統的な絵画の手法を破るのは非常に勇気のいることでした。「セザンヌの偉大さは彼の苦悩のうちにある」とピカソが言っていますが,彼の苦悩は長い西洋絵画の伝統を破るために,点描主義者のように科学的理論の助けを借りず,自己の直感に頼らざるを得ないところにあったといえるでしょう。

2. セザンヌの構図と線遠近法の修正

酒田 セザンヌには,「自然を球,円錐,円筒などとしてみよ。物体ないし面の側面がすべてを中心点に向かって後退するように,すべての物体を遠近法に従って配置せよ」という有名な言葉があります。

この場合の遠近法は古典的な,いわゆる線遠近法をさしているように思われますけれども,実際にはそういう物理的な写真のような遠近法をセザンヌは破って描いているのですね。

そのいろいろな例がアール・ローランという人の『セザンヌの構図』[2]という本に出ています。現場の写真を撮ってそれをセザンヌの風景画と比べています。それを見るとセザンヌが遠くのものを写真に撮ったよりずっと大きく描いていることが一目瞭然です(**図 9-2**)。それがむしろ現実の姿で,その場で見た風景とよく一致するのですね。忠実な遠近法で描くと遠くが非常に小さくなり過ぎてしまうのです。

ローランはセザンヌが好んで描いた『サント・ヴィクトワール山』の絵を同じ場所でルノアールが描いた絵と比較しています。ルノアールはクラシックな遠近法を使っているので,無限遠の消点に全部が収束するような構図で描いています。そうすると,山が小さくなり過ぎて,平盤なシルエットにしか見えません。セザンヌの構図はボックス型で風景の空間を切り取って,そのなかに収めるように遠近法を修飾して,広い空間のなかの山のボリュームを見事に表現しています。

3. 西洋絵画と日本画

『サント・ヴィクトワール山』と北斎の『富嶽三十六景』

山鳥 おもしろい批評ですね。

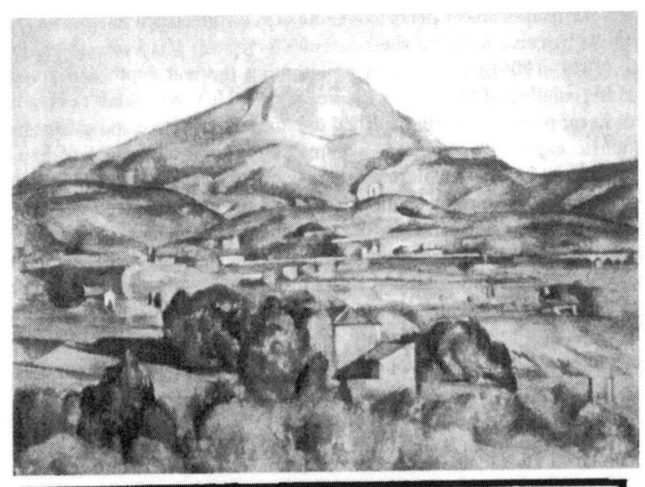

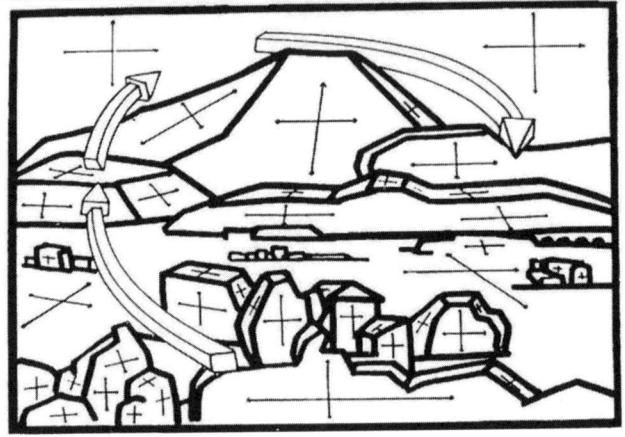

図9-2 セザンヌの線遠近法
（アール・ローラン：内田園生訳『セザンヌの構図』，美術出版社，昭和四七年より）

酒田 風景全体を面の組み合わせでとらえています。ロランがセザンヌの絵から作ったスケッチが，雄弁にそれを物語っています。たとえば，ベルビューから見た『サント・ヴィクトワール山』という絵では，いろいろな面を組み合わせた立体として山を描いています。そして，山の大きさは写真で撮った大きさよりはるかに大きく描かれています。これはいうまでも

なく，大きさの恒常性の効果を打ち消すためです．前に von Holst の遠心性コピーの話に出てきたように，画家の手の届く所にあるキャンバスを見ているときは輻輳運動とレンズ調節の効果で遠方にある山の輪郭が，実際に山を見ているときよりずっと小さく見えてしまうからです．

遠近法に従った風景画では，遠景にある木や建物が異様に小さく見えるのは，よく経験することです．たとえばダ・ヴィンチの『モナリザ』や『受胎告知』の絵でも，バルコニーの向うの風景はまるで絵の中の壁画かタピストリーのように平面的で現実感の乏しいものです．

日本画の場合，とくに奥行きと立体感に欠ける絵が多いようです．横山大観に代表される富士山の絵もシルエットのように平板な絵が大部分ですが，北斎の浮世絵だけは例外です．とくに『富嶽三十六景』（凱風快晴）（図 9-3）は山の高さと量感を見事に表現して，広大な空間を眼前に展開しています．頂上附近は残雪の線によっていくつかの面で構成される台形の立体が表現され，中腹の曲面につながっています．山全体が 1 つの立体として見えるには山の後側の空間がいわし雲で表現されていることが重要です．裾野の拡がりは原始林の木々の「テクスチュアの勾配」で表現されています．

セザンヌのもう 1 つの特徴は，静物画でも風景画でもその中の対象を三次元の基本形の組み合わせとして描いていることです．樹木の幹は円柱，家は直方体と角錐または角柱の組み合わせとして，樹木全体は楕円体の組み合わせとして描いています．そして静物画や建物の絵は 1 つの視点からだけでなく，複数の視点から見た形を組み合わせて描いているとロランは分析しています．

理論に依存しない直覚的ヴィジョン

山鳥　アール・ローランの『セザンヌの構図』はたいへんおもしろい本と思いますけれども，セザンヌが意識的，理論的にやっていたことをフォローしているのですか．それとも無自覚的にセザンヌが努力して描いたものを，全部説明できるというふうに彼が発見した分析なのですか．

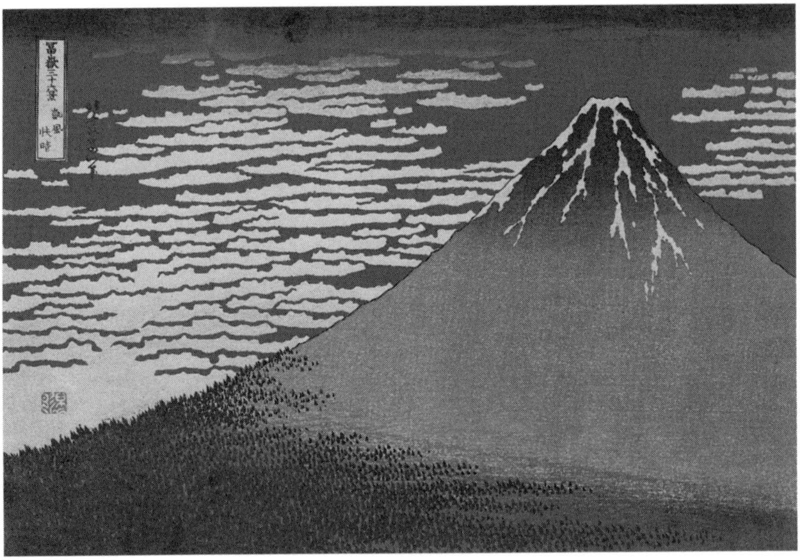

図9-3 北斎の『富嶽三十六景』

酒田 むしろローランが元の絵の中から発見したことが多いので，セザンヌの絵画と言葉との間に矛盾があることをローランは指摘しています。言葉で言っていることは必ずしもあたっていないけれど，絵の中ではセザンヌは見事に奥行きを表現していたというわけです。

　地面から噴き出した大きな土のかたまり，ただの円錐の大図体に過ぎぬ山に，どこにそんな神秘があり，そんな複雑があるのだろう。富士山はあらゆる芸術家に無尽のマチエールを提供している。「不尽の高嶺は見れど倦かぬかも」とうたったのは山部赤人であった。「雲霧のしばし百景をつくりしけり」と詠んだのは芭蕉であった。大雅は富士に登ること数回，その度に道をかえ，あらゆる方面から観察して「芙蓉峰百図」を作った。北斎もまた富士の賛美者で，その富岳三十六景の中の傑作「凱風快晴」と「山下白雨」を残した。夢窓国師は造園の背景に富士を取り入れ，北村透谷は富岳に詩神を見出した。

(深田久弥：富士山，串田孫一，他(編)；日本の名山 13　北斎，1975 夏，平凡社より)

山鳥　ある程度隠されたレベルで努力してそういうものにいっているわけですね。

酒田　そうです。理論ではなく，直感に頼って描いています。重要なことは風景画を描くときに必ずその場で描くことです。

田邊　それはセザンヌが言っているのですか。

酒田　ええ，セザンヌは自ら実践しています。その場で描いたときには写真に撮ったような遠近法では見えていないわけです。知覚的なイメージとしてとらえて，それをそのまま絵の上に表現すると眼の前に現実にある三次元的な世界が拡がっているようにみえます。

――　エクス・プロヴァンスのサント・ヴィクトワール山をセザンヌは一生涯描き続けましたが，セザンヌ以前の画家は戸外に出て写生せずに室内で描いたんですが，セザンヌは外で描いたので外光派といわれています。

田邊　裸婦がよけい出てきて『大水浴図』という想像で描いた絵がありますが，その中にも「$2\,1/2$」という表現は出ているわけですか。

酒田　確かにそうだと思うのですが。想像で描いてそういう表現ができるというのが非常に不思議ですね。

山鳥　今，田邊先生の言っている裸婦群像はすごく不思議な三角形の枠組の中に描かれていますね。それもこの本は分析していますか。

酒田　いや，あれは分析していません。想像の世界だから写真には撮れないわけで比較のしようがないのでしょう。外側，枠の林の風景というのはどこかで写生した現実の風景なのだとは思うのですけれども，いろいろと謎の多い作品です

山鳥　ローランの本はおもしろいですね。何年ぐらいの本なのですか。

酒田　これはずいぶん昔の本で，著者はアメリカ人らしい。初版は 1943 年です。

山鳥　そうすると 40 年代から 30 年代ということですね。

酒田　その写真を撮ったのはセザンヌが亡くなってから間もないころ現場を歩いたらしい。

4. フェルメールの秘密を解剖する

フェルメール絵画のマチエール

田邉 私も大好きなのがフェルメールですが,こちらはいかがでしょうか。

酒田 セザンヌと違って,フェルメールは正確な遠近法で描いています。同時代の Vredeman de Vries の実用的な線遠近法の解説書なども参考にして,室内の比較的狭い範囲に限定して遠近法の手がかりで組み立てた空間に,人物や家具などを配置して臨場感溢れる情景を描き出しています。

たとえば『音楽のレッスン』の部屋は整然と敷き詰めた白と黒の大理石でできたタイルの幅の勾配で,水平な床面の奥行きを表現し,左側の窓枠の幅の勾配で垂直面の奥行きを表現し,奥の壁とわずかにのぞく天井を組み合わせて,部屋の一隅の空間をしっかりと再現しています。そしてすべての平行線は,バージナル・ハープシコードの鍵盤と同じ高さにある画家の眼のレベルに一致する水平線上の消点に収束しています。

中央の消点は楽器を弾く女性の腰のあたりにありますが,実際には部屋の向こうのはるか遠い点にあるはずです。中央から 45°の消点(遠隔点と呼ばれる)は画面からかなり離れた所にあり,この画面が視角にして 40〜50°の狭い範囲にあることを示しています。しかも視点が非対称の位置にあって部屋の片側の隅を描いていることも重要で,ダ・ヴィンチの『最後の晩餐』のように,左右対称の構図では奥行きが表現しにくいことはよく知られています。さらに画家のすぐ近くにあるテーブルを超近景として入れることによって,見る人が画面の中にいるような臨場感を感じさせるようにしています。

specularity と cast shadow による効果

もう1つ重要なことは,窓が左側だけにあってそこから日光が射し込ん

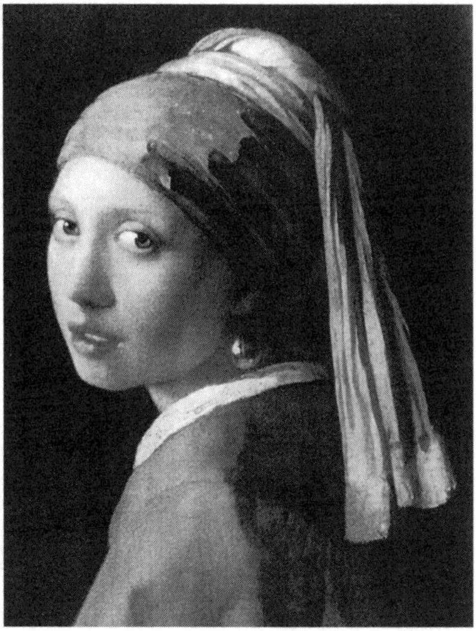

図 9-4　フェルメールの『真珠の耳飾りの少女』

でいることで，平行光線によるくっきりとした陰影によって三次元的な形が生き生きと表現されています。コンピュータで「陰影から形」を識別するアルゴリズムについては Marr が "Vision" の中で述べていますが，最近オランダの Koenderink[3] がさらに詳しく論じています。それによると，つや消しの物体表面の body shadow だけでなく，光源の反対側に投射される cast shadow や，金属やガラスの滑らかな面から反射によって見える鏡面性(specularity)の手がかりなども三次元図形を強調する効果があります。

　フェルメールの絵の中でも「北のモナリザ」と呼ばれる『真珠の耳飾りの少女』に鏡面性の効果が顕著に認められます（**図 9-4**）。大きなイヤリングには窓枠と白襟の像がはっきりと写り，眼には窓枠の反射によるハイライトがくっきりと写って，それぞれ立体的な球面の形を生き生きと浮び上らせています。唇にみられるハイライトも立体感を強調しています。さらに頭に巻いた青いターバンの陰影から三次元的な頭の形が読み取れます。

これが陰影だけで描かれたダ・ヴィンチの『モナリザ』との大きな違いです。ダ・ヴィンチは線を消して陰影だけで『モナリザ』の顔を描いて女性の顔の丸やかさを見事に表現しました。この時使った照明は主に右上から左下へ投射する光で，それによって鼻の高さや頬のふくらみ，かすかに微笑を浮べた唇などを当時としては初めて見事に描いたのです。それより以前のボティチェリが線で輪郭を描き，比較的フラットな照明で多少平面的なヴィーナスの顔と身体を描いたのに比べると大きな進歩だったのですが，フェルメールと比べると生気のない彫刻のようにみえます。

フェルメールの魅力とテクスチュア

——　そのような空間の親密感もありますけれども，フェルメールの絵には人物や物以外にカーテンが垂れ下がっていて，布地のテクスチュアがすごく引き立てていると思うのですが，あの手触りは美学者のBernard Berensonの言うhaptic value(触覚値)ですね。岩村先生が『タッチ』の中で述べている触感ですね。

酒田　Koenderinkはasperity scatter(粗面散乱)と，specularity(鏡面性)を対照的な材質感の手がかりとしてあげています。桃は粗面散乱で表面が粗くみえますが，ネクタリンは表面が滑らかで鏡面のような反射が見られます。フェルメールは材質感の表現でも非常にすぐれていて，『牛乳を注ぐ女』ではパンや牛乳や陶器の材質感が実によく出ています。着物の生地の材質感や毛皮の材質感なども実に巧みに表現しています。

　ガラスの透明性や金属の光沢などの表現もいうまでもなく完璧です。これらの表現は必ずしもフェルメールのオリジナルではなく，ルネッサンスの画家デューラーの自画像にも，眼の精密な鏡面像とひげの生え際や毛髪のカールにみられる材質感などで生きている姿そのままの現実感が描き出されています。しかし，そういう現実感を室内空間の隅々にまで行き届かせて，その時代の生活の一断面を再現しているところにフェルメールの絵の価値があると思います。セザンヌは青を背景の色として上手に使っています。『大水浴図』の背景がそうですし，『サント・ヴィクトワール山』の

背景もそうです。

5. 近代絵画とドメスティックアート

―― Zeki が書いた絵画論 "Inner vision"[4] についてはいかがでしょうか。

酒田 Zeki は色彩視の脳内メカニズムで色の恒常性が V4（視覚前野）のレベルで獲得されることを発見した人ですから，色彩の美，とくに抽象画と具象絵画の違いについてすぐれた考察をしています。それから運動視に関係する V5 も彼の発見した領域ですから，絵画における運動の表現で「キネティック・アート」につて思い入れがあって，興味深い例を紹介しています。さらに肖像画について，人間の紡錘回の損傷による相貌失認とサルの側頭葉で発見された顔ニューロンと関連づけて論じています。「明らかに脳は顔に関心をもち，顔に焦点を合わせているのである」と述べています。

　しかし，Zeki は空間の奥行きの表現ということにあまり注意を払っていません。ですから，たとえばフェルメールの『音楽のレッスン』の絵に関するコメントにしても 2 人の人物の関係の曖昧さとか，何かそういう劇的な側面を非常に強調しています。でも，私が感心するのは，むしろそういう想像をかき立てるように「三次元の奥行き」を非常にリアルに表現しているというところです。この画面の風景が現実に眼の前にある風景としてわれわれには感じられる。そこがフェルメールの絵の価値だと思います。この時代のオランダ絵画は日常生活に題材を選んでいるので，「ドメスティックアート」と呼ばれています。

―― つまり室内の絵画ですね。

酒田 ええ。室内の空間に限れば遠近法を上手に使って現実感溢れる奥行きを表現できたわけです。しかし，より広い風景画の空間になると線遠近法では表現できなくなってしまいます。フェルメールの風景画は『デルフ

トの眺望』1枚だけで，それも室内の絵に比べると迫力に欠けるといわざるを得ません。その限界を克服したセザンヌは実に偉大な画家です。

マルセル・デュシャンと現代絵画

河村　平面を使っていかに画家がスペースを表現したかというお話ですが，最近興味をもっているマルセル・デュシャンの絵やオブジェを見たり，デュシャンについて書かれた本を読んでいると，マルセル・デュシャンはそれに加えて動きを表現したかったみたいで，『階段を降りる裸体』という作品(図 9-5)はいかにも階段を降りているような…。

山鳥　不思議な絵ですね。

河村　いろいろな複雑な行いをした人なので，よくわからないのですけれ

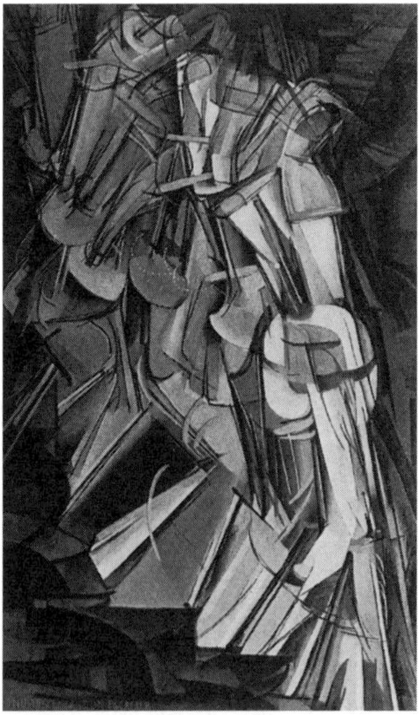

図 9-5　『階段を降りる裸体』
(宮川淳，柳瀬尚紀訳：マルセル・デュシャン論，書肆風の薔薇，1991 より)

ども，頭頂葉機能と関係をする点としてはその点に気がつきました。

——　デュシャンは人の描いたものを再現というか，カリカチュアではないけれども，まねをしたりしてますね。

河村　既製品を使うのですよ。たとえば，『モナリザ』の絵を書いたりとか。

——　ダリが最初にやったかと思ったら違うんですね。

河村　一番有名なのは『泉』という作品ですけれども，トイレを逆さに入れて，マットという会社のトイレらしいのですけれども，"Rマット，1919"と書いてあって，これを置いているんです。

酒田　セザンヌの絵からヒントを得て書いたという作品がありましたね。

河村　『チェスをする人たちの肖像』もともとはセザンヌの『カルタ遊びをする人』が頭にあって，それと似たチェスの絵です。その翌年に変えてしまった。

酒田　おそらく，セザンヌが現実の世界を再現という絵画の目標の最終的な到達点まで行ってしまったのですね。それでそれからあとのピカソとか，いわゆるキュビズムと称している画家は，もう現実の世界の表現ではセザンヌを超えることはできないから，それをむしろデフォルメして幻想的な空間を表現するという方向に行ったのだと思います。

　ダリやルネ・マグリットに代表されるシュールレアリスムの絵画も同じような発想で造られたと思います。

山鳥　それはおもしろいですね。音楽も終わってしまってもうあとは，というのと似たようなものでしょう。

河村　12音階になるとかね。

山鳥　おもしろいですね。

河村　同じ時代ですね。まったく同じだと思います。

——　一種の視覚革命が20世紀に起きたわけで，それと頭頂葉の話が絡むわけですね。

山鳥　そういうおもしろい考えがあるのですね。これは酒田オリジナル。

酒田　いいえ。オリジナルとはいえないのですが。抽象絵画の画家は空間

を表現することをやめてしまったことは確かです。自己の内面を色彩や二次元的なパターンで表現しようとしています。なぜ絵を描くかと聞かれたパウル・クレーが残した言葉があります。「私は内在のままではとらえようすべもない──」(Je suis insaisisable dans l'immanence) これが墓碑銘として墓石に刻まれることになった言葉です。

── ただ，クレーの晩年の単純な構図に関してよく間違えられるのは，クレーが神経系の病気にかかって，ほとんど手が動かせなくなったというのが真相であるらしい。努力して複雑なものから単純にしたというのではないんですね。

6. エッシャーの「だまし絵」を解剖する

── この「課外授業」もとうとう最後になりました。やはり最後はオランダの画家エッシャーの「だまし絵」(trompe l'œil) について酒田先生のお考えをお聴かせください。

酒田 アメリカの知覚心理学を代表する Hans Lucus Teuber の夫人 M.L. Teuber がオランダのエッシャーのグラフィックアートを詳しく分折した総説がだいぶ前に出ています[5]。

H.L. Teuber は von Holst の遠心性コピーや，"Ames の歪んだ部屋"や Rubin の「図と地」の逆転などを紹介した人ですが，M.L. Teuber によると，エッシャーの絵は 1930 年代後半に大きな転換期を迎えています。

そのきっかけになったのが，当時ようやく盛んになったゲシュタルト心理学で，Wertheimer とともにゲシュタルト心理学の代表者の 1 人である Kofka の『ゲシュタルト心理学の原理』に強い影響を受けたということです。なかでも，「図と地」の逆転に代表される両義図形または多義図形が彼を魅了したといわれています。同じ 1 つの二次元図形の中の一方が「図」として見えるときは，もう一方は背景の「地」として見えなくなり，またしばらくすると地として隠れていた図形が図として浮び上る。ただ

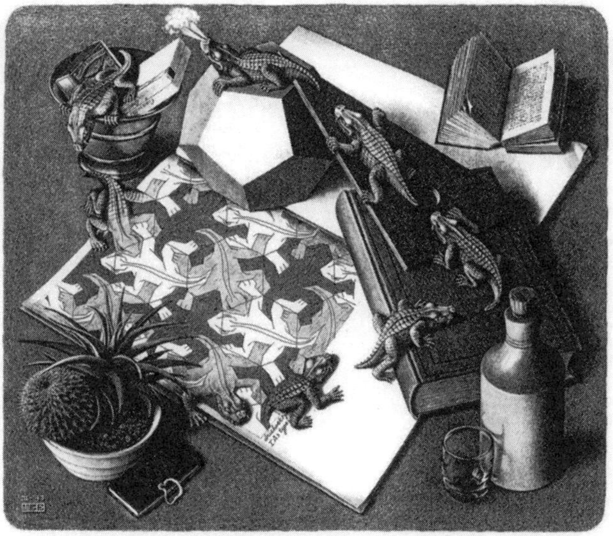

図 9-6 エッシャーの『爬虫類』

し，両方が同時に見えることはないというのが「図と地の反転現象」です。この曖昧さが幻想的な雰囲気を生み出す源になっていたようです。

　また遠近法ではなく，正射影で組み立てられたネッカー・キューブという立方体の前後が逆転する現象にも非常に興味をもったようです。同じように，正射影で描かれたシュレーダーの階段を使った昇り降りの逆転する階段の絵もしばしば登場します。

　この時期のもう1つの特徴は二次元の面から三次元の立体への変換です。私がとくに好きなのは1943年の『爬虫類』という作品です（**図 9-6**）。二次元の平面に両義図形として描かれたトカゲが，平面からはい上って三次元の立体となり，本や置物の間に渡された板を登って一息ついたあと再び，二次元の紙面に埋没していく絵です。三次元の空間では自由に動き回る動物が二次元の平面ではまったく動かなくなって存在感を失うことを見事に表現しています。

山鳥　エッシャーの絵というのは，要するにセザンヌみたいな無意識的に本質をつかんで描くものとはまったく逆で，むちゃくちゃ知的に，それで

似たような形に戻そうと，やや戻してみんなをだまそうと，すごく知的な活動としてやっているわけですね。

酒田 その後エッシャーが取り入れたのはペンローズの不可能図形という錯視です。遠近法によって四角柱を組み立てた三角形の図形が順番に角をたどると辻褄が合わなくなるという錯視です。これと似たような原理で描かれた"Extratererestrial World"（ETの世界）という絵は，鳥がガイドになって注視点を移動することによって次々に別の平面（地平）が見えてくる絵で，眼が回るような座標の変換が幻想的な雰囲気をかもし出しています。

山鳥 どういう頭をしているのですかね。頭頂葉がないのではないのですか（笑）。

酒田 私はむしろ超頭頂葉の持ち主と言いたいですね。

山鳥 2日間にわたり素晴しい講義をありがとうございました。

文献

【第1章】
1) Sakata H, Takaoka Y, Kawarasaki A, Shibutani H : Somatosensory properties of neurons in the superior parietal cortex (area 5) of the rhesus monkey. Brain Res 64 : 85-102, 1973
2) Sakata H : Somatic sensory responses of neurons in the parietal association area (area 5) of monkeys. *In* Kornhuber HH (eds) : The somatosensory system, Georg Thieme, Stuttgart, 1975
3) Mountcastle VB, Lynch JC, Georgopoulos A, Sakata H, et al : Posterior parietal association cortex of the monkey : command functions for operations within extrapersonal space. J Neurophysiol 38 : 871-908, 1975
4) Robinson DL, Goldberg ME, Stanton GB : Parietal association cortex in primates : Sensory mechanisms and behavioral modulations. J Neurophysiol 41 : 910-932, 1978
5) Shibutani H, Sakata H, Hyvärinen J : Saccade and blinking evoked by microstimulation of the posterior parietal association cortex of the monkey. Exp Brain Res 55 : 1-8, 1984
6) Holmes G : Disturbances of visual orientation. Brit J Ophthalmol 1 : 451-568, 2 : 449-519, 1918
7) Sakata H, Shibutani H, Kawano K : Functional properties of visual tracking neurons in the posterior parietal association cortex of the monkey. J Neurophysiol 49 : 1364-1380, 1983
8) Bruce CJ, Goldberg ME : Primate frontal eye fields. I. Single neurons discharging before saccades. J Neurophysiol 53 : 603-635, 1985
9) Sakata H, Shibutani H, Ito Y, Tsurugai K : Parietal cortical neurons responding to rotary movement of visual stimulus in space. Exp Brain Res 61 : 658-663, 1986
10) 秋元波留夫：失行症．金原商店，1935，東京大学出版会，1976(復刻版)
11) Hyvärinen J : The parietal cortex of monkey and man. Springer, Berlin, 1982
12) Bálint R : Seelenlähmung des "Schauens", optische Ataxie, raumliche Störung der Aufmerksamkeit. Monatschrift Psychiat Neurol 25 : 51-81, 1909

13) Mountcastle VB, Talbot WH, Sakata H, Hyvarinen J : Cortical neuronal mechanisms in flutter-vibration studied in unanesthetized monkeys. Neuronal periodicity and frequency discrimination. J Neurophysiol 32 : 452-484, 1969
14) Napier JR, Napier PH : A handbook of living primates. Academic Press, London, 1967
15) Hill WCO : Evolutionary biology of the primates. Academic Press, London and New York, 1972
16) Cartmill M : Arboreal adaptations and the origin of the order primates. In Tuttle R (eds) : The Functional and Evolutionary Biology of Primates. pp97-212, Aldine-Atherton Press, Chicago, 1972
17) Polyak S : The Vertebrate Visual System. University Chicago Press, Chicago, 1958
18) Holloway RL : The cast of fossil hominid brain. Sci Am 231 : 106-115, 1974
19) Susman RL : Fossil evidence for early hominid tool use. Science 265 : 1570-1573, 1994
20) Leakey LSB, Tobias PV, Napier JR : A new species of the genus Homo from Olduvai Gorge. Nature 202 : 7-9, 1964
21) Allman JM : Evolving Brains. Scientific American Library, Freeman, New York, 1999
22) Stedman HH, Kozyak BW, Nelson A, Thesier DM, et al : Myosin gene mutation correlates with anatomical changes in the human lineage. Nature 428 : 415-418, 2004

【第2章】
1) Flechsig P : Anatomie des menschlichen Gehirns und Rückenmarks auf myelogenetischer Grundlage. Thieme, Leipzig, 1920
2) Arbib MA : The Metaphorical Brain 2. Neural Networks and Beyond. John Wiley & Sons, 1989, 金子隆芳(訳) : ニューラルネットと脳理論. サイエンス社, 1992
3) Brodmann K : Vergleichende Lokalizationslehre der Grosshirnrinde. Barth, Leipzig, 1909
4) von Economo C, Koskinas GN : Die Cytoarchitektonik der Hirnrinde der erwachsenen Menschen. Springer, Wien und Berlin, 1925
5) von Bonin G, Bailey P : The Neocortex of macaca mulata. University Illinois Press, Urbana, 1947
6) Pandya DN, Seltzer B : Intrinsic connections and architechtonics of posterior parietal cortex in the rhesus monkey. J Comp Neurol 204:196-

210, 1982
7) Mishkin M, Ungerleider LG, Macko KA : Object vision and spatial vision : Two cortical pathways. Trends Neurosci 6 : 414-417, 1983
8) Geschwind N : Disconnection syndromes in animals and man. Brain 88 : 237-294, 1965
9) Duhamel JR, Colby CL, Goldberg ME : Ventral intraparietal area of the macaque : congruent visual and somatic response properties. J Neurophysiol 79 : 126-136, 1998
10) Jones EG, Coulter JD, Hendry SH : Intracortical connectivity of architectonic fields in the somatic sensory, motor and parietal cortex of monkeys. J Comp Neurol 181 : 291-347, 1978
11) Iwamura Y : Hierarchical somatosensory processing. Curr Opin Neurobiol 8 : 522-528, 1998
12) Zeki S, Shipp S : The functional logic of cortical connections. Nature 335 : 311-317, 1988
13) Tanaka K, Saito H, Fukada Y, Moriya M : Coding visual images of objects in the inferotemporal cortex of the macaque monkey. J Neurophysiol 66 : 170-189, 1991
14) Hikosaka K, Iwai E, Saito H-A, Tanaka K : Polysensory properties of neurons in the anterior bank of the caudal superior temporal sulcus of the macaque monkey. J Neurophysiol 60 : 1615-1637, 1988
15) Maunsell JHR, Van Essen DC : The connections of the middle temporal visual area(MT) and their relationship to a cortical hierarchy in the macaque monkey. J Neurosci 3 : 2563-2586, 1983
16) Perrett DI, Harries MH, Bevan R, Thomas S, et al : Frameworks of analysis for the neural representation on animate objects and actions. J Exp Biol 146 : 87-113, 1989
17) Crosby EC, Humphrey T, Lauer EW : Correlative Anatomy of the Neurons System. Macmillan, New York, 1962
18) Critchley M : The Parietal Lobes. E. Arnold, London, 1953
19) Iwata M : Kanji versus Kana. Neuropsychological correlates of the Japanese writing system. Trends Neurosci 7 : 290-293, 1984
20) Puce A, Allison T, McCarthy G : Electrophysiological studies of human face perception. III. Effects of top-down processing on face-specific potentials. Cereb Cortex 9 : 445-458, 1999
21) Leinonen L, Hyvärinen J, Sovijarvi ARA : Functional properties of neurons in the temporoparietal association cortex of awake monkey. Exp Brain Res 39 : 203-215, 1980
22) Ungerleider LG, Haxby JV : 'What' and 'Where' in the human brain.

Curr Opin Neurobiol 4 : 157-165, 1994
23) Head H, Holmes G : Sensory disturbances from cerebral lesions. Brain 34 : 102-254, 1911
24) Stevens SS : On the psychophysical law. Psychol Rev 64 : 153-181, 1957
25) Wertheimer M : Experimentelle Studien über das Sehen von Bewegung. Zeitschrift für Psychologie 61 : 161-265, 1912
26) Barlow HB, Levick WR : The mechanism of directionally selective units in the rabbit's retina. J Physiol Lond 178 : 477-504, 1965
27) Sakata H, Shibutani H, Ito Y, Tsurugai K, et al : Functional properties of rotation-sensitive neurons in the posterior parietal association cortex of the monkey. Exp Brain Res 101 : 183-202, 1994
28) Gibson JJ : The perception of the visual world. Houghton Mifflin, Boston, 1950
29) Lewis JW, Van Essen DC : Mapping of architectonic subdivisions in the macaque monkey, with emphasis on parieto-occipital cortex. J Comp Neurol 428 : 79-111, 2000
30) Andersen RA, Asanuma C, Essick G, Siegel RM : Corticocortical connections of anatomically and physiologically defined subdivisions within the inferior parietal lobule. J Comp Neurol 296 : 65-113, 1990
31) Felleman DJ, Van Essen DC : Distributed hierarchical processing in the primate cerebral cortex. Cereb Cortex 1 : 1-47, 1991
32) Komatsu H, Wurtz RH : Relation of cortical area MT and MST to pursuit eye movements. I . Localization and visual properties of neurons. J Neurophysiol 60 : 580-603, 1988
33) Taira M, Tsutsui K, Jiang M, Yara K, et al : Parietal neurons represent surface orientation from the gradient of binocular disparity. J Neurophysiol 83 : 3140-3146, 2000
34) Shikata E, Hamzei F, Glauche V, Knab R, et al : Surface orientation discrimination activates caudal and anterior intraparietal sulcus in humans : An event-related f-MRI study. J Neurophysiol 85 : 1309-1314, 2001

【第3章】
1) Ungerleider LG, Mishkin M : Two cortical visual systems. In Ingle DJ, Goodale MA, Mansfield RJW (eds) : Analysis of Visual Behavior. pp549-586, MIT Press, Cambridge, 1982
2) Macko KA, Jarvis CD, Kennedy C, Miyaoka M, et al : Mapping the primate visual system with 2- [^{14}C] deoxyglucose. Science 218 : 394-397, 1982

3) Ungerleider LG, Haxby JV : 'What' and 'Where' in the human brain. Curr Opin Neurobiol 4 : 157-165, 1994
4) Wilson FAW, O'Scalaidhe SP, Goldman-Rakic PS : Dissociation of object and spatial processing domains in primate prefrontal cortex. Science 260 : 1955-1958, 1993
5) Rolls ET, Baylis LL : Gustatory, olfactory, and visual convergence within the primate orbitofrontal cortex. J Neurosci 14 : 5437-5452, 1994
6) Goodale MA, Milner AD : Separate visual pathway for perception and action. Trends Neurosci 15 : 20-25, 1992
7) Milner AD, Perrett DI, Johnston RS, Benson PJ, et al : Perception and action in 'visual form agnosia'. Brain 114 : 405-428, 1991
8) Poppel E, Held R, Frost D : Residual function after brain wounds involving the central visual pathways in man. Nature 243 : 295-296, 1973
9) Perenin MT, Vighetto A : Optic ataxia : a specific disruption in visuomotor mechanism. I . Different aspects of the deficit in reaching for objects. Brain 111 : 643-674, 1988
10) Zeki SM : The functional organization of projections from striate to prestriate visual cortex in the rhesus monkey. Cold Spring Harb Symp Quant Biol 40 : 591-600, 1975
11) Zihl J, von Cramon D, Mai N : Selective disturbance of movement vision after bilateral brain damage. Brain 106 : 313-340, 1983
12) Sato N, Sakata H, Tanaka Y, Taira M : Navigation in virtual environment by the macaque monkey. Behav Brain Res 153 : 287-291, 2004
13) Kase CS, Trancoso JF, Court JE, Tapia JF, et al : Global spatial disorientation. Clinico-pathologic correlations. J Neurol Sci 34 : 267-278, 1977

【第4章】
1) Patterson A, Zangwill OL : Disorders of visual space perception associated with lesions of the right cerebral hemisphere. Brain 67 : 331-358, 1944
2) McFie J, Piercy MF, Zangwill OL : Visual-spatial agnosia associated with lesions of the right cerebral hemisphere. Brain 73 : 167-190, 1950
3) Brain WR : Visual disorientation with special reference to lesions of the right cerebral hemisphere. Brain 64 : 244-272, 1941
4) 大橋博司：臨床脳病理学．医学書院，1965
5) Sakata H, Taira M, Kusunoki M, Murata A, et al : Neural coding of 3D features of objects for hand action in the parietal cortex of the monkey.

Philos Trans R Soc Lond B 353：1363-1373, 1998
6) Shikata E, Tanaka Y, Nakamura H, Taira M, et al：Selectivity of the parietal visual neurons in 3D orientation of surface of stereoscopic stimuli. Neuroreport 7：2389-2394, 1996
7) Hecaen H：Parietal lobe syndromes. *In* Swach M, Kennard C(eds)：Scientific Basis of Clinical Neurology. pp237-253, Churchill Livingstone, 1985
8) Holmes G, Horrax G：Disturbances of spatial orientation and visual attention, with loss of stereoscopic vision. Arch Neurol Psychiat 1：385-407, 1919
9) Nakamura M, Kaneoka Y, Watanabe K, Kakiji R：Visual information process in Williams syndrome：intact motion defection accompanied by typical visuospatial dysfunctions. Eur J Neurosci 16：1810-1818, 2002
10) Watson JDG, Myers R, Frackowiak RSJ, Hajnal JV, et al：Area V5 of the human brain：evidence from a combined study using positron emission tomography and magnetic resonance imaging. Cereb Cortex 3：79-94, 1993
11) Rafal RD：Balint Syndrome. *In* Feinberg TE, Farah MJ(eds)：Behavioral Neurology and Neuropsychology. pp337-356, McGraw Hills, New York, 1997
12) Jeannerod M：The neural and behavioral organization of goal-directed movements. Oxford Univ Press, Oxford, 1988
13) Galletti C, Battaglini PP, Fattori P：Parietal neurons encoding spatial locations in craniotopic coordinates. Exp Brain Res 96：221-229, 1993
14) Rondot P, De Recondo J, Ribadeau-Dumas JL：Visuomotor Ataxia. Brain 100：355-376, 1977
15) Chelazzi L, Corbetta M：Cortical mechanisms of visuospatial attention in the primate brain. *In* Gazzaniga MS(eds)：New Cognitive Neuroscience. pp667-686, MIT Press, Cambridge, 2000
16) Robertson LC, Rafal R：Disorders of visual attention. *In* Gazzaniga MS(eds)：New Cognitive Neuroscience, pp633-649, MIT Press, Cambridge, 2000
17) Bushnell MC, Goldberg ME, Robinson DL：Behavioral enhancement of visual responses in monkey cerebral cortex. Ⅰ. Modulation in posterior parietal cortex related to selective visual attention. J Neurophysiol 46：755-772, 1981
18) Denny-Brown D, Meyer JS, Horenstein S：The significance of perceptual rivalry resulting from parietal lesions. Brain 75：433-471, 1952

19) Ehrsson HH, Spence C, Passingham RE : That's my hand! Activity in premotor cortex reflects feeling of ownership of a limb. Scinece 305 : 875-877, 2004
20) Schilder P : Das Körperschema. Springer, Berlin, 1923, 北條敬(訳) : 身体図式. 金剛出版, 1983
21) Cole J, Glees P : Effects of small lesions in sensory cortex in trained monkeys. J Neurophysiol 17 : 1-13, 1954
22) Rizzolatti G, Craighero L : The mirror-neuron system. Ann Rev Neurosci 27 : 169-192, 2004
23) Kolb B, Milner B : Performance of complex arm and facial movements after focal brain lesions. Neuropsychologia 19 : 491-504, 1981
24) Wolpert DM, Goodbody SJ, Husain M : Maintaining internal representations : The role of human superior parietal lobe. Nature Neurosci 1 : 529-533, 1998
25) Pick A : Störung der Orientierung am eigenen Körper Beitrag zur Lehre vom Bewusst sein des eigenen Körpers. Psycol Forsch 1 : 303-318, 1922
26) Gerstmann J : Fingeragnosie. Eine umschriebene Störung der Orientierung am eigenen Körper. Wien Klin Wschr 37 : 1010, 1924

【第5章】
1) Sakata H, Shibutani H, Kawano K : Spatial properties of visual fixation neurons in posterior parietal association cortex of the monkey. J Neurophysiol 43 : 1654-1672, 1980
2) von Holst E : Aktive Leistungen der menschlichen Gesichtswahrnehmung. Studium Generale 10 : 231-243, 1957
3) von Hofsten C : The role of convergence in visual space perception. Vision Res 16 : 193-198, 1976
4) von Holst E, Mittelstaedt H : Das Reafferenzprinzip (Wechsel wirkungen zwischen Zentralnervensystem und Peripherie). Naturwissenschaften 37 : 464-476, 1950
5) Andersen RA : Visual and eye movement functions of the posterior parietal cortex. Ann Rev Neurosci 12 : 377-403, 1989
6) Andersen RA, Buneo CA : Intentional maps in posterior parietal cortex. Ann Rev Neurosci 25 : 189-220, 2002
7) Sakata H, Shibutani H, Kawano K : Functional properties of visual tracking neurons in posterior parietal association cortex of the monkey. J Neurophysiol 46 : 1364-1380, 1983
8) Duncker K : Über induzierte Bewegung. Psychol Forsch 12 : 180-259,

1929
9) Kawano K : Ocular tracking : behavior and neurophysiology. Curr Opin Neurobiol 9 : 467-473, 1999
10) Leinonen L, Hyvärinen J, Nyman G, Linnankoski I : Functional properties of neurons in lateral part of associative area 7 in awake monkeys. Exp Brain Res 34 : 299-320, 1979
11) Hyvärinen J, Poranen A : Function of the parietal associative area 7 as revealed from cellular discharge in alert monkeys. Brain 97 : 673-692, 1974
12) Rizzolatti G, Scandolara C, Mattelli M, Gentilucci M : Afferent properties of periarcuate neurons in macaque monkeys. II. Visual responses. Behav Brain Res 2 : 147-163, 1981
13) Colby CL, Duhamel J-R, Goldberg ME : Ventral intraparietal area of the macaque : anatomic location and visual response properties. J Neurophysiol 69 : 902-914, 1993
14) Hyvärinen J, Hyvärinen L, Linnankoski I : Modification of parietal association cortex and functional blindness after binocular deprivation in young monkeys. Exp Brain Res 42 : 1-8, 1981
15) Sadato N, Pascual-Leone A, Grafman J, Ibanez V, et al : Activation of the primary visual cortex by Braille reading in blind subjects. Nature 380 : 479-480, 1996
16) Recanzone GH, Guard DC, Phan ML, Su TK : Correlation between the activity of single auditory cortical neurons and sound-localization behavior in the macaque monkey. J Neurophysiol 83 : 2723-2739, 2000
17) Graziano MSA, Gross GC : The representation of extrapersonal space : a possible role for bimodal, visual-tactile neurons. In Gazzaniga MS(eds) : The cognitive neuroscience. pp1021-1034, MIT Press, Cambridge, 1995
18) Rauschecker JP, Tian B : Mechanisms and streams for processing of " what" and "where" in auditory cortex. Proc Natl Acad Sci 97 : 1800-1806, 2000
19) Siegel AM, Andersen RA, Freund H-J, Spencer DD(eds) : Advances in Neurology. The Parietal Lobes, Vol. 93, Lippincott-Williams, Philadelphia, 2003

【第6章】
1) Sakata H, Shibutani H, Kawano K, Harrington T : Neural mechanisms of space vision in the parietal association cortex of the monkey. Vision Res 25 : 453-463, 1985

2) Sakata H, Kusunoki M, Tanaka Y : Neural mechanisms of perception of linear and rotary movement in depth in the parietal association cortex of the monkey. In Ono T, Squire LR, Raichle ME, Perrett DI, Fukuda M(eds) : Brain mechanisms of perception and memory. pp 166-182, Oxford Univ Press, Oxford, 1993
3) Sakata H, Taira M, Kusunoki M, Murata A, et al : The parietal association cortex in depth perception and visual control of hand action. Trends Neurosci 20 : 350-357, 1997
4) 酒田英夫, 泰羅雅登：頭頂葉における空間視のニューロン機構. 神経研究の進歩 39：561-575, 1995
5) Colby CL, Duhamel JR, Goldberg ME : Ventral intraparietal area of the macaque : andtomic location and visual response properties. J Neurophysiol 69 : 902-914, 1993
6) Huk AC, Dougherty RF, Haeger DJ : Retinotopy and functional subdivision of human area MT and MST. J Neurosci 22 : 7195-7205, 2002
7) Sakata H, Shibutani H, Ito Y, Tsurugai K : Parietal cortical neurons responding to rotary movement of visual stimulus in space. Exp Brain Res 61 : 658-663, 1986
8) Sakata H, Shibutani H, Ito Y, Tsurugai K, et al : Functional properties of rotation-sensitive neurons in the posterior parietal association cortex of the monkey. Exp Brain Res 101 : 183-202, 1994
9) 酒田英夫：MST 野と運動視. 神経研究の進歩 48：567-582, 2004
10) Pasupathy A, Conner CE : Responses to contour features in macaque area V4. J Neurophysiol 82 : 2490-2502, 1999
11) Janssen P, Vogels R, Orban GA : Selectivity for 3D shape that reveals distinct areas within macaque inferior temporal cortex. Science 288 : 2054-2056, 2000
12) Ames A : Visual perception and the rotating trapezoidal window. Psychologinal Monographs, 1951
13) Braunstein ML : Perception of rotation in depth : a process model. Psychol Rev 79 : 510-524, 1972
14) Duffy CJ : MST neurons respond to optic flow and translational movement. J Neurophysiol 80 : 1816-1827, 1998

【第7章】
1) Snyder LH, Batista AP, Andersen RA : Coding of intention in the posterior parietal cortex. Nature 386 : 167-170, 1997
2) Galletti C, Fattori P, Kutz DF, Battaglini PP : Arm movement-related neurons in the visual area V6A of the macaque superior parietal lobule.

文献

Eur J Neurosci 9 : 410-414, 1997
3) Georgopoulos AP, Kalaska JF, Massey JT : Spatial trajectories and reaction times of aimed movements : effect of practice, uncertainty and change in target location. J Neurophysiol 46 : 725-743, 1981
4) Georgopoulos AP, Kalaska JF, Caminiti R, Massey JT : On the relations between the direction of two-dimensional arm movements and cell discharge in primate motor cortex. J Neurosci 2 : 1527-1537, 1982
5) Kalaska JF, Caminiti R, Georgopoulos AP : Cortical mechanisms related to the direction of two dimensional arm movements : relations in parietal area 5 and comparison with motor cortex. Exp Brain Res 51 : 247-260, 1983
6) Lacquaniti F, Guigon E, Bianchi L, Ferraina S, et al : Representing spatial information for limb movement : role of area 5 in the monkey. Cereb Cortex 5 : 391-409, 1995
7) Andersen RA, Buneo CA : Intentional maps in posterior parietal cortex. Ann Rev Neurosci 25 : 189-220, 2002
8) Batista AP, Andersen RA : The parietal reach region codes the next planned movement in a sequential reach task. J Neurophysiol 85 : 539-544, 2001
9) Gottlieb J, Goldberg ME : Activity of neurons in the lateral intraparietal area of the monkey during an antisaccade task. Nat Neurosci 2 : 906-912, 1999
10) Galletti C, Battaglini PP, Fattori P : Parietal neurons encoding spatial locations in craniotopic coordinates. Exp Brain Res 96 : 221-229, 1993
11) Galletti C, Kutz DF, Gamberini M, Breveglieri R, et al : Role of the medial parieto-occipital cortex in the control of reaching and grasping movements. Exp Brain Res 153 : 158-170, 2003
12) Gentilucci M, Fogassi L, Luppino G, Matelli M, et al : Functional organization of inferior area 6 in the macaque monkey. Exp Brain Res 71 : 475-490, 1988
13) Johanson PB, Ferraina S, Caminiti R : Cortical network for visual reaching. Exp Brain Res 97 : 361-365, 1993
14) Taira M, Mine S, Georgopoulos AP, Murata A, et al : Parietal cortex neurons of the monkey related to the visual guidance of hand movement. Exp Brain Res 83 : 29-36, 1990
15) Sakata H, Taira M, Murata A, Mine S : Neural mechanisms of visual guidance of hand action in the parietal cortex of the monkey. Cereb Cortex 5 : 429-438, 1995a
16) Murata A, Gallese V, Luppino G, Kaseda M, et al : Selectivity for the

shape, size and orientation of objects for grasping in neurons of monkey parietal area AIP. J Neurophysiol 83 : 2580-2601, 2000
17) Gallese V, Murata A, Kaseda M, Niki N, et al : Deficit of hand preshaping after muscimol injection in monkey parietal cortex. Neuroreport 5 : 1525-1529, 1994
18) Matelli M, Camarda R, Glickstein M, Rizzolatti G : Afferent and efferent projections of the inferior area 6 in the macaque monkey. J Comp Neurol 251 : 281-298, 1986
19) Rizzolatti G, Camarda R, Fogassi L, Gentilucci M, et al : Functional organization of inferior area 6 in the macaque monkey. II. Area F5 and the control of distal movements. Exp Brain Res 71 : 491-507, 1988
20) Chafee MV, Goldman-Rakic PS : Matching pattern of activity in primates prefrontal area 8 a and parietal area 7 ip neurons during a spatial working memory task. J Neurophysiol 79 : 2919-2940, 1998
21) Arbib MA : Perceptual structures and distributed motor control. *In* Brooks VB(eds) : Handbook of Physiology, Section on Neurophysiology. Vol III on Motor Control. Amer Physiol Soc, Bethesda, 1981
22) Jeannerod M : The formation of finger grip during prehension. A cortically mediated visuomotor pattern. Behav Brain Res 19 : 99-116, 1986

【第 8 章】
1) Sakata H, Taira M : Parietal control of hand action. Curr Opin Neurobiol 4 : 847-856, 1994
2) Barlow HB, Blakemore C, Pettigrew JD : The neural mechanisms of binocular depth discrimination. J Physiol(Lond) 193 : 327-342, 1967
3) Nikara T, Bishop PO, Pettigrew JD : Analysis of retinal correspondence by studying receptive fields of binocular single units in cat striate cortex. Exp Brain Res 6 : 353-372, 1968
4) Wheatstone C : Contributions to the physiology of vision : Part the first. On some remarkable and hitherto unobserved phenomena of binocular vision. Philos Trans R Soc(Lond B) 128 : 371-384, 1838
5) Julesz B : Foundations of cyclopean perception. Univ Chicago Press, Chicago and London, 1971
6) Poggio GF, Gonzalez F, Krause F : Stereoscopic mechanisms in monkey visual cortex : binocular correlation and disparity selectivity. J Neusosci 8 : 4531-4550, 1988
7) Marr D : Vision. Freeman, San Francisco, 1982
8) Hubel DH, Wiesel TN : Receptive field and functional architecture of monkey striate cortex. J Physiol(Lond) 195 : 215-243, 1968

9) Gibson JJ : The perception of the visual world. Houghton Mifflin, Boston, 1950
10) Shikata E, Tanaka Y, Nakamura H, Taira M, et al : Selectivity of the parietal visual neurons in 3D orientation of surface of stereoscopic stimuli. Neuroreport 7 : 2389-2394, 1996
11) Taira M, Tsutsui K-I, Jiang M, Yara K, et al : Parietal neurons represent surface orientation from the gradient of binocular disparity. J Neurophysiol 83 : 3140-3146, 2000
12) Tsutsui K-I, Sakata H, Naganuma T, Taira M : Neural correlates for perception of 3D surface orientation from texture gradient. Science 298 : 409-412, 2002
13) Tsutsui K-I, Jiang M, Yara K, Sakata H, et al : Integration of perspective and disparity cues in surface-orientation-selective neurons of area CIP. J Neurophysiol 86 : 2856-2867, 2001
14) Sutherland NS : The representation of three-dimensional objects. Nature(Lond) 278 : 395-398, 1979
15) 川人光男：脳の仕組み．読売新聞社，1992
16) Hinton GE, McClelland JL, Rumelhart DE : Distributed representations. In Rumelhart DE, McClelland JL(eds) : Parallel Distributed Processing vol.1. Foundations. pp77-109, MIT Press, Cambridge, 1986
17) De Vries SC, Kappers AML, Koenderink JJ : Influence of surface attitude and curvature scaling on discrimination of binocularly presented surface. Vision Res 34 : 2709-2723, 1994
18) Biederman I : Recognition-by-component : a theory of human image understanding. Psychol Rev 94 : 115-147, 1987
19) Warrington EK : Constructional apraxia. In Vinken PJ, Bruyn GW (eds) : Handbook of Clinical Neurology Vol. 4 Disorders of Speech, Perception and symbolic Behavior. pp67-83, North-Holland, Amsterdam, 1969
20) 高橋伸佳，河村満：街並失認と道順障害．神経研究の進歩 39 : 689-696, 1995
21) Epstein R, Kanwisher N : A cortical representation of the local visual environment. Nature(Lond) 392 : 598-601, 1998
22) Takahashi N, Kawamura M, Shioda J, Kasahata N, et al : Pure topographic disorientation due to right retrosplenial lesion. Neurology 49 : 464-469, 1997
23) Maguire EA, Frackwiack RSJ, Frith CD : Recalling routes around London : activation of the right hippocampus in taxi drivers. J Neurosci 17 : 7103-7110, 1997

24) Maguire EA, Burgess N, Donnett JG, Frackwiack RSJ, et al : Knowing where and getting there : a human navigation network. Science 280 : 921-924, 1998
25) Wood ER, Dudchenko PA, Robitsek RJ, Eichenbaum HB : Hippocampal neurons encode information about different types of memory episodes occurring in the same location. Neuron 27 : 623-633, 2000
26) Burgess N, Maguire EA, O'Keefe J : The human hippocampus and spatial and episodic memory. Neuron 35 : 625-641, 2002

【第9章】
1) Sacks O : An anthropologist on mars. Alfed A. Knopf, 1995
2) アール・ロラン：内田園生（訳）：セザンヌの構図. 美術出版社，1972
3) Koenderink JJ, Van Doorn A : Shape and shading. *In* Chalupa LM, Werner, JS (eds) : The Visual Neurosciences. pp1090-1105, MIT Press, Cambridge, 2004
4) Zeki S : Inner Vision : an exploration of art and the brain. Oxford Univ Press, London, 1999
5) Teuber ML : Sources of ambiguity in the prints of Maurits C. Escher. Sci Am 231 : 90-104, 1974

あとがき

　酒田先生のお仕事を最初に知ったのは，特異な手の拙劣症を示す症例を前にして，この病態をどう理解すべきなのか手がかりをつかめず，悪戦苦闘していた時期であった．今から4半世紀以上も昔のことである．もう忘れてしまったが，どこかの学会の書籍展示で見つけた "Active Touch" (Pergamon Press, 1978) という書物の題名に飛びつき，論文中に先生と岩村吉晃先生の共著論文を発見した．その後，先生がリーダーの一人を務められた文部省の特定研究班にお誘いいただき，信州での夏のシンポジウムなどでよくお話を伺うようになった．

　最初，頭頂葉の触覚関連ニューロンの機能解明に集中されていた先生は，その後，頭頂葉の視覚関連ニューロンに研究方向を変え，視覚的追跡ニューロン，奥行き運動感受ニューロン，さらには回転感受性ニューロンなどを次々と発見され，頭頂葉における視覚運動表現のメカニズム解明の先頭に立ってこられた．先生はまた，神経心理学の人間の症候分析の仕事に強い関心をおもちで，よく難しい質問を受けまともにお答えできず，自分の勉強不足に恥ずかしい思いをしたものである．

　このたび，お忙しいなか，この「神経心理学コレクション」の企画に貴重なお時間を割いていただき，本講義が実現したことは本当に嬉しいことであった．臨床の「生徒」を相手に，先生のお仕事をじっくりと，かつ平易に解説していただくことができた．浅学の悲しさ，的外れの質問も多かったと思うが，先生はどんな質問にも嫌な顔をされず，大変丁寧にお答えくださっている．本書がこの難しい領域の，すぐれた啓蒙書として長く読み継がれることを願ってやまない．

（山鳥　重）

あとがき

〜〜〜〜〜〜〜〜〜〜〜〜〜〜

　マルセル・デュシャンの集大成は節穴から覗いた向こうに人体と風景とが見える不思議な空間（部屋）である．去年，大阪でその作品を見たとき深い感動を覚えるとともに，酒田先生との「課外授業」のことを思い出した．抽象絵画の画家は空間を表現するのをやめ，一種の視覚革命が20世紀に起きたことを酒田先生のお話から知り，それは頭頂葉研究の歴史とも関連することも教えていただいた．「脳研究」という知性的作業だけでなく，「絵画論」という感性的作業が，酒田先生の脳で並行して機能した結果がこの本であると私は思う．

（河村　満）

〜〜〜〜〜〜〜〜〜〜〜〜〜〜

　酒田先生の頭頂葉についての名講義に一生徒として参加させていただいて何よりも印象深かったのは，名画の中に見て取れる空間表現の技法と，それを担う脳内基盤の解説であった．とりわけ感動したのはフェルメールの『真珠の耳飾りの少女』（Girl with a Pearl Earring）についての解説であった．原画をどうしても見たくて，十数年前オランダのDen Haagのマウリッツハイス（Mauritshuis）美術館を訪ねたときの感激は忘れられない．

　その時はただただ絵の前に立ち尽くすだけであったが，今回，真珠や瞳に外界が巧みに反映されていることや，cast shadowの説明を聴き，この絵の魅力の核心に触れえた気がした．頭頂葉の理解を深めていただいただけでなく，絵画の見方に新たな側面を加えていただいた酒田先生にあらためて御礼を申し上げたい．

（田邉敬貴）

索引

欧文

【A】

α 細胞　65
ABCDE　142
action understanding　100
AIP (anterior inferior parietal)　48, 49, 62, 98, 161, 163, 167, 168
　── と CIP の処理機構　49
　── のグラスピング　164
　── のムシモール・ブロックによるプレシェイピングの障害　167
AIP ニューロン　98, 164
akinetopsia　81
AL　133, 134
Alberti　196
Allison　68
alloesthesia　95
ambient view　151
Ames　147
"Ames の窓"　146, 147, 148
"── の錯視"　145
"Ames の歪んだ部屋"　146, 208
and-not 回路　44
Andersen　113, 114, 160, 161
　── の意図説と Goldberg の論戦　159
anosognosia　93
anti-saccade 課題　159
AOS ニューロン　172, 179
apractoagnosia　100
Arbib　166
asperity scatter　204

asymbolia　95
ataxie optique　85
autotopagnosia　94
awake behaving monkey　107
axis orientation selective neuron　172

【B】

β 細胞　65
Bálint　11, 86, 87
　── の optic ataxie　85, 150
　── の症例　75, 82
balistic　84
Barlow　143, 173
Benney Brown　92
Bernard Berenson　204
Biedermann　186
bimodal　30
Bishop　173
body shadow　203
brain mapping　35
Broca の運動性言語野　34
Burgess　192

【C】

c(-)STP　50, 52, 132
camera obscura　196
Caminiti　156, 158
cast shadow　203
caudal STP（後部上側頭多感覚領域）　38, 131
central reaching　85
"Cezanne perhaps"　196

CIP：caudal intraparietal（尾側頭頂間領域）49,51,62,67,68,77,78,165,168,179
　　── とテクスチュアの勾配　180
CL　133
clinical observation　9
CM　37,126,133
cognitive map　71
Colby　129
command function　115
confrontation　88
corollary discharge　118
Crichley　35,187
Crosby　35

【D】

Darwin の進化論　21
Das Korpershema　95
David Marr　176
Dejerine の言語野　37
directed attention　86
DLPN　118
dorsal simultanagnosia　87
double dissociation　56
DP（dorsal prelunate）　50
Duffy　150
Duncker　116

【E】

Economo & Koskinas の細胞構築（地）図　35,36
Ed Conner　145
efference copy　6
Eichenbaum　191
episodic memory　71
erbito frontal cortex　58
Erich von Holst　7
"Extrateretrial World"（ET の世界）　210

eye hand coordination　161

【F】

F5　164,169
　　── の運動優位型ニューロン　165
Farah　87
Fechner　40
feed forward の障害　84
Fellman と Van Essen　49
final adjustment　84
flaxedil　13
Flechsig　24,34,81
　　── の髄鞘発生地図　34
　　── の脳地図　34
frontal eye field　58,118

【G】

Galletti　85,156,160
Garsin　85
Georgopoulos　157,158,163
Gerstmann　95
Geschwind　30,35
G.F. Poggio　176
Gibson　44,47,150,151,153,176,178,184,195
　　── の "Perception of the Visual World"　180
　　── のゲシュタルト心理学　47
　　── の心理物理学的探究　178
gion　186
global disorientation　70
Goldberg の注意論　115
Goldman-Rakic　165
Goodale　56,59,62
　　── と Milner の 2 つの視覚系　60
　　── の "how 経路"　59
Gordon Holmes　75
Graciano　130

gradient 178
grasping 114, 156, 164

【H】

hand manipulation 161
Hans Lucus Teuber 208
haptic value 204
Head & Holmes 90, 94, 95, 105
　——の身体図式 39, 94
　——の身体表面図式 95
Hécane 78
Helmholtz 6, 195
Hofsten 111
holistic command 156
Holmes 6, 11, 79, 187
　——の症例 82
Holmes & Horrax 78, 79, 187
　——の立体感の喪失 78
Hubel 176
　——とWieselによる方位選択性の発見 144
hypermetria 83
Hyvärinen（ヒバリネン） 121, 123, 125
　——の多感覚ニューロンの研究 125

【I】

inferior convexity 58
"Inner vision" 205
intention 115
intension map 114
IT 145

【J】

Jeannerod 166
Juhani Hyvärinen 121, 123, 125
Julesz 175

junk object 56

【K】

Kalaska 156
Kase 187
Kleist 100
Koenderink 185, 186, 203, 204
　——の鏡面像（specularity） 185
Kolb 99
Konrad Lorenz 6, 112

【L】

Lacquaniti 158
landmark discrimination 56
Lewis & Van Essenの地図 47
Liepmann 97
　——の失行理論 97
LIP 49, 58, 114, 161
　——のサッケード 159
　——のニューロンの活動 113
LIPニューロン 159
　——の活動振 160
LM 81
LOP (lateral occipitoparietal) 49, 51, 68

【M・N】

Maguire 189, 192
Marr 176, 177, 185, 203
　——の "Vision" 180
　——の絵画論 195
　——の三次元図形の表象 176
　——の視覚の計算論 195
　——の「パーセプトロン理論」 182
　——の理論 181
Max Wertheimer 42
McFie 77
M.E. Goldberg 5

MEG 80
Michael Arbib 24
Mickey Goldberg 89,115,159
Milner 99,101
MIP 159,160,161
mirror neuron 98,99
Mishkin 63,68
—— と Geschwind の部位局在 27
—— の「2つの視覚系」 27,32
—— の「2つの視覚野」 29
—— の研究 56
ML 133,134
Mountcastle 2,4,13,107〜109,113,
　117,121,156,157,162,176
MST(V5A) 32,37,48,50,52,69,
　118,136,138,145,180
—— と VIP の役割 138
—— とその周辺 138
—— の背側部（MSTd） 150
MST complex 50
MSTl 50
MSTd 50,151
—— と PIVC 152
MST ニューロンの活動と錯視 147
MT 32,37
—— と MST の細胞の受容体 38
—— の網膜部位局在性 139
MT+ 139
MT/V5 69,138
multi-sensory 130
multimodal area 32
Norman Geschwind 29

【O】

object vision 57
O'Keefe 71,190,192
Oliver Sacks 195
optic ataxia 156
optical flow 150
orbito frontal cortex 58

orientation disparity 173

【P】

Palmer 196
"parietal cataleplexy" 96
"Parietal Lobe" 114
parietal reach region (PRR) 156
Paterson 77
Paul Schilder 95
PE 27
Peremin 62
peripheral reaching 85
PF 27
PG（7A野） 27,52,58
PGM 190
PH 35,36
"Physiological Optics" 152
Pick 94,95
Piercy 77
PIVC 152
pointillist 196
polygon 185
polysensory 48
position in variance 144
pre-shaping 98,166
preconscious の活動 40
proprioceptive 86
PRR 48,159,160
—— のニューロン 159
psychophysical theory of perception 178
pulvinar 86

【R】

R 133,134
R.A. Andersen 48,156
Rafal 87,89
Rauschecker 133
reaching 4

Recanzone 127
recent memory 71
recognition by component 186
representation 183
retinotopic 32
retinotopy 37
Richard Andersen 159
Rizzolatti 98,100,123,130,131,163,164
—— の皮膚周囲受容野 130
Robertson 87,89
Rolls 71
Rondot 85
Rubin 208
Russel Brain 77,92

【S】

shape from motion 183
shape from shading 183
size change 136
somatomotor 126
somatosensory 126
somatotopic 32
SOS ニューロン 180,181
space vision 58
specularity 203,204
—— と cast shadow による効果 202
supramodal 132
supura sensory 130
surface based representation 196
surface orientation from disparity gradient 177
surface representation 177
Susman 19

【T】

T1 68
T2 68
T3 68
T4 68
TCM 80
TE 59
TEa 32
TEO 32
TF 36,68
"The Perception of the Visual World" 178
tpo (temporo‐parietol‐occipital) 50,51
Tpt 37,50,126
Tpt ニューロンの聴覚の空間的受容野 127
trimodal 29
—— な多感覚性の信号 133
—— なニューロン 134
trompe l'œil 208

【U】

uncinate fasciculus 58
Ungerleider 28,38,58,68,69
unimodal 30

【V】

V1 180
—— の単純細胞と複雑細胞 176
V2 65,66,180
V3 49,66
V3A 49,51,65,80,180
—— の視線依存性の視覚ニューロン 67
V4 66,145
V5 66,81,139
V5A (MST) 66
V5 KMT と MST の違い 139
V5/MT 52,65,81,180
V6A 85,156,160
V6A ニューロン 85

Van Essen 50, 63
Van Essen & Fellman 67
viewer centered representation 177
Vigheto 62
VIP 30, 53, 92, 124, 130, 138
　──の多感覚ニューロン 128, 129
"Vision" 176, 182, 184, 196
"Vision Science" 196
visual inattention 87
visual somatic 127
Vogtの7B野 122
von Bonin & Bailey 27
　──によるアカゲザルの地図 35
　──のPF野 122
　──のサルの細胞構築地図 52
von Economo 27, 35
von Holst 7, 111, 195, 199, 208
　──の大きさの恒常性の心理物理学 112
　──の距離に関する恒常性の発見 111
Vredemen de Vries 202

【W】

Warrington 187
Wertheimer 41
"what"と"where" 56
Wheatstoneの立体鏡 175
　──の発見 173
Wiesel 176
Wilhelm Wundt 42
winkling 162
winkling neuron 162
Wolpert 91
word form 68
Wundt 41
　──の構成主義とゲシュタルト心理学 41

【Z】

Zangwill 77
Zeki 63, 66, 81, 205
　──による視覚前野の6つの領域区分 65
Ziel 139
　──の運動時の病巣 69
　──の症例 81

和文

【あ】

アール・ロラン 197, 199
アウストラロピテクス・アファレンシス 18
アステルシグマック 95
アファール猿人 18
　──と二足歩行 18
アルツハイマー病 84
　──の注意狭窄 88
　──の特徴 89
アルファベット 63
青 203, 204
秋元波留夫 2, 100
鞍形 185

【い】

伊藤正男 176
位置の変化 143
異種感覚 30
　──の横断 132
異種感覚統合 130
　──のニューロン 131
意識に上る以前 40
意図（インテンション） 160, 114,

115, 159
『泉』 207
入來篤史 48
色の恒常性 205
岩井栄一 52, 131
陰影 203, 204
陰影から形 183, 203

【う】

ウィリアムズ症候群 80
ウェルニッケの感覚性言語野 34
浮世絵 199
運動 159
　── から形 183
　── と知覚の解離 61
　── に関連する活動 113
　── の意図 159, 160
　── の視覚的制御 8
　── の方向選択性ニューロン 143
　── の方向選択性を生み出す論理回路 143
運動コントロール 59
運動視
　── と奥行き運動 136
　── と絵画 205
　── の経路 80
　── のニューロン 136
運動視の障害 80, 138
　── とバリント症候群 80
運動指令 100
　── と構成失行 100
　── の遠心性コピー 93
運動失調 11
　── と到達ニューロン 9
運動失認 81
　── の結果 82
運動スキーマ 166
運動制御に関するニューロン 118
運動前野（F5） 165
　── のニューロン 123

　── のリーチニューロン 157
運動盲 139
運動野（F1） 8, 165
運動野ニューロン 158
運動優位ニューロン 163

【え】

エッジの知覚 146, 147, 149
エッシャー 208
　── の『爬虫類』 209
エッシャーの「だまし絵」 208
　── と錯視 148
エピソード記憶 71
円環 164
円周角 173
円錐 164, 197
円柱 164, 185, 199
円筒 197
遠近法 79, 178, 197
　── に従った風景画 199
　── の手がかり 180
　── の発見 196
　── の幅 181
遠心性コピー 6, 8, 76, 111, 112
　── と随伴発射 118
遠心性コピーのモデル 7
　── と視覚運動反応 7

【お】

オブジェ 206
オプティカルフロー 53, 150, 152
　── による自己動作の知覚 150
　── の適方向とフロー＋移動刺激の適方向 151
凹面（concave） 185
大きさの勾配 178
大きさの恒常性 111
　── の効果 199
大きさ変化 136, 137

大きさ変化の反応　136
大橋博司　77
大東祥孝　94
奥行き運動　109
　――の処理　138
　――のニューロン　8
　――を読み取るMST　139
奥行き運動感受性ニューロン　138
奥行き運動検出細胞　137
奥行き回転　140
奥行き回転感受性細胞の水平回転への反応　147
奥行き知覚　180
　――と手の動作の視覚的制御　195
奥行き注視ニューロン　110
音　128,132
想い出発作　194
『音楽のレッスン』　202,205
音声識別　133

【か】

カメラ・オブスキュラ　196
『カルタ遊びをする人』　207
ガラス　203
　――の透明性　204
下穹隆部　58
下側頭溝　53
下側頭皮質（TE）　28
下頭頂小葉（PG）　28
　――の7a野　89
下部側頭皮質の視覚的認識　29
『火星の人類学』　194
仮現運動　43,44
仮名　63
過去の記憶と現在の知覚　42
回転運動　140
　――に反応する神経回路　145
　――に反応するニューロン　8
　――を検出する神経回路　140,142
回転感受性ニューロン　144,145,147,153
　――と"Amesの窓"　139
　――と場所不変性　143
　――の発見　139
　――のモデル　142,144
回転感受性ニューロンのスポット　141
　――の動き　141
海馬　71
　――の研究　71
絵画における運動表現　205
『階段を降りる裸体』　206
外光派　201
外側膝状体の各層と網膜のつながり　64
顔ニューロン　205
角回（39野）　75,95
角錐　199
角柱　185,199
傾き　145
　――の視差　173
合掌ニューロン　40
川人光男　183
感覚統合の障害　96
感覚の種類（感覚のモダリティ）　52
漢字　63
　――と仮名の認識パターン　63
慣習動作の記憶　99
観察者中心の座標系による表面の表象　177
観念運動失行　97,98,99
観念失行　98
眼窩前頭回　24,27,58
眼球運動　5,113,115
　――の信号　85
眼球の位置　85

【き】

キネステジー　86
キネティック・アート　205

キュビズム　207
企図振戦　84
記憶と知覚の対立点　41
記憶誘導型の眼球運動　120
記憶誘導性手操作課題　169
記銘　189
機能的脳地図　35
逆サッケード　159
急速眼球運動　118
球（体）　164, 185, 197
『牛乳を注ぐ女』　204
距離に関する大きさの恒常性　111
鏡面像　185, 203, 204
曲線　144
　——に対応する細胞　144
　——に反応する細胞　145
　——に反応するニューロン　144
曲線成分の組み合わせ　144
曲面で構成された図形　184
曲面に選択的に反応するニューロン（下部側頭皮質）　145
曲面の識別とKoenderinkの鏡面像　184
曲面の表象　185, 185
局在性のないMST　139
近時記憶　71
金属　203
　——の光沢　204
筋トーヌス　96

【く】

グラスピング　48, 114, 156
　——と前頭葉とのつながり　164
　——とプレシェイピング　164
久保田競　13
空間
　——の知覚　2
　——を斜めに横切る刺激反応ニューロン　138
空間視　58

　——の経路　56
空間知覚の障害　76
空間的記憶と対象の記憶　194
空間的構成失行　187
空間的失見当識　188
空間的注意障害　75, 86, 87
空間的定位の障害　75
空間的な位置
　——の識別　51
　——の認識　77
　——のニューロン　160

【け】

ゲシュタルト心理学　41, 47, 116
　——の原理　208
ゲルストマン症候群　3, 74, 95
形態の変化に対応する神経回路　144
計画　160
健忘　192
検出と視差　180
言語の発達　21
現実感　204

【こ】

5野ニューロンの受容野の重なり　31
5野の関節皮膚組み合わせニューロン　104
5野の多感覚ニューロン　122
5野の体性感覚ニューロン　104
ゴムの手の錯覚　93, 94
ゴリラ　21
語義失語　68
勾配　145, 178
　——の変化　145
光源　203
河野憲二　118
後帯状回　189
後頭葉背側部の貫通銃創　79
後連合野　24

鉤状束 58
構成失行 78,181,187
構成要素による図形の認識 186

【さ】

3種の感覚 132
『サイクロプスの眼による知覚』 175
サッケード・ニューロン 11
サルと人間の脳地図 34
―― の比較 35
サルと人間のホモロジー（相同性） 26
サルの腹側経路 69
『サント・ヴィクトワール山』 197,201
―― の背景 204
『最後の晩餐』 202
最終調整 84
最適刺激と最適動作 9
錯視 116,146,147,210
定藤規弘 126
触らずに反応するニューロン 121
三感覚性 29
―― のニューロン 131
三次元
―― の奥行き 205
―― の基本形 164
―― の図形の表象 176
―― の表象 183
―― の物体の表象の記憶 194
三次元空間と"Amesの窓の錯視" 146
三次元図形（型） 145
―― の研究 176
―― の知覚 49,180
―― の表象 183
―― を識別する知覚ニューロン 168
―― を知覚する頭頂葉 181
三次元性 194

三次元的イメージを短期間保持する働き 169
三次元的傾き 177
三次元的な位置のコントロール 158
三次元的な位置の選択性 158
三次元的な空間のなかでの方位（傾き） 51
三次元的な図形 183
―― の認識システム 184

【し】

12音階 207
シルエット 197
シェイピング 167
シュールレアリスム 207
ジオン 186
ジャコメッティ 194
四角板 164
刺激による瞬目運動とサッケード 6
肢節運動 97
指指失認 95
指令（コマンド） 4
指令機能（コマンドファンクション） 5,115,156,161
―― と遠心性コピー 5
―― としての前頭葉の役割 165
指令信号とコマンド 165
姿勢図式の障害 90,95,96
姿勢パターン 13,91
―― の失認 39
視運動性運動失調 85
視覚
―― と触覚の両方に働くニューロン 122
―― の計算理論 176
―― の受容野と皮膚の受容野 129
―― の働きと手の操作 161
視覚・運動（型）ニューロン 163,165
視覚失認と立体感の喪失 74

索引　237

視覚性運動失調　75, 82, 84, 86, 156
　　――と視覚的注意障害　11
　　――と到達ニューロン　11
視覚性注意障害　87, 89
視覚前野（OA）　28, 32
視覚前野の機能分化　66
　　――の発見　66
視覚的運動失調　85, 150
視覚的空間定位の障害　75
視覚的見当識の障害　74
「視覚的世界の知覚」　47, 178
視覚的制御の障害　188
視覚的追跡ニューロンの動きへの反
　応　116
視覚的な半側空間無視　92
視覚的不注意　11
視覚と体性感覚　125
　　――の二種感覚ニューロン　120
視覚と平衡感覚　149, 152
　　――の相互作用　150
　　――の統合　148
視覚ニューロン　120
視覚反応の抑制　8
視覚優位型ニューロン　163, 165, 168
視覚誘導型サッケードと記憶誘導型
　サッケード　159
視覚連合野　29, 30, 32
視空間失認　77
視差　173, 180
視差の勾配　178, 180
　　――と平面の傾き　177, 179
視差変化　137
視軸の歪曲　172
視床枕　86
視知覚ニューロン　168
自己運動
　　――の錯覚　151
　　――の知覚　151
　　――の知覚ニューロン　152
自己固有感覚的　86
自己受容器　76

自己中心座標系　177
自己の身体の姿勢と運動　90
自己の身体の定位障害　95
自分の体とチェアの回転　149
磁気刺激　80
色彩視の脳内メカニズム　205
色彩美　205
軸の傾きの知覚異常　77
失行　74, 97
　　――とミラーニューロン　97〜99
　　――の検査　101
失行症　9, 100
失行性失認　100
失象徴　95
失読・失書　74
渋谷英敏　121
写真　201
　　――と絵画　201
『受胎告知』　199
周辺視　85, 151
周辺視野　151
周辺帯　34
周辺リーチング　85
　　――の障害　85
瞬目運動　5
順序の時間的要素　192
初期の多感覚ニューロンの記録　107
初期のリーチニューロンの記録　108
小脳性運動失調　84
小脳の腹側傍片葉（VPFL）　120
上側頭溝　38
　　――の多感覚領域とその周辺　33
上頭頂小葉　30, 91, 156
　　――と体性感覚　27
　　――の5野　158
上頭頂小葉と下頭頂小葉　26
　　――の脳地図　24
上頭頂小葉ニューロンの最適刺激
　　　14
情動　24
触覚値　204

触空間　96
触空間の知覚と身体像　106
白と黒　202
心理物理学　152
　——の理論　195
身体回転のニューロン　148
身体失認　90
身体図式　74,90
　——と姿勢図式の障害　90
　——と触空間　2
　——の意識と無意識　40
身体図式ニューロンの発見　105
身体像と身体図式　39
身体像の障害　74
身体と空間のニューロン　104
身体の回転と自己運動の知覚　148
身体部位失認　90,94
人工現実感　70,190

【す】

3Dモデル　183,196
　——の表象　183
スキーマ理論　166
図と地の逆転　208
図と地の反転　148
水平回転と前後回転　140
水平線上の消点　202
水平面で反時計回りの回転　141
髄鞘発生の研究　24
杉下守弘　80

【せ】

セザンヌ　194〜196,206,209
　——の線遠近法　198
　——の線遠近法構図　197
『セザンヌの構図』　197,199
ゼノンの矢　46
正射影　209
　——でみるネッカー・キューブ　148,209
西洋絵画と日本画　197,198
西洋絵画の伝統　196
精神性注視麻痺　11,75
精神性の注視麻痺　89
静物画　200
石器　19
　——の製作　19
線遠近法　197
線画　145
選択的注意　86
　——の障害　11
全体的の空間失見当識運動の異常　70
全体的指令機能　5
全体的失見当識　70
全体的な指令　156
前庭器官は刺激　151
前庭動眼反射　149,152
前頭眼野　5,8,58,118
前頭葉の発達　21
　——と言語の使用　21
前連合野　24

【そ】

ゾウトガリネズミ　15
咀嚼筋の使用　21
粗面散乱　204
相貌失認　205
側頭葉てんかん　194
側頭葉と頭頂葉の連続性　37
側頭連合野　24,30
測定異常　83
　——と到達運動の障害　83
測定過大　83

【た】

『タッチ』　204
タッチ（体性感覚）　2,97,126
ダ・ヴィンチ…202,204

―― の『モナリザ』　199
ダリ　207
だまし絵　208
他人の手　93, 98
多感覚ニューロン　48, 98, 120, 123, 127, 130
　―― と空間把握のニューロン　133
　―― の発見　120
多感覚領域　30, 32
多義図形　208
多面体　185
楕円　185
楕円体の組み合わせ　199
対座法　88
「対象型」の視覚優位ニューロン　168
対象視　57
対象の動きと空間的な位置　8
対象の三次元の基本形の組み合わせ　199
対数法則　40
体性運動　126
体性感覚　2, 126
　―― と視覚の多感覚領域　30
　―― と視覚の統合　92
　―― と体部位局在　30
　―― の統合機能　91
　―― の連合野　48
体性感覚刺激　128
体性感覚ニューロン　120, 160
　―― の研究　104
体性感覚野の研究　13
体性感覚連合野　32
体部位局在　31, 32
　―― と連合野　32
体部位地図　32
泰羅雅登　163
大脳基底核　120
　―― -小脳系　99
　―― で記録された多感覚ニューロン　131

大脳皮質の髄鞘発生地図　25
大脳皮質の2つの聴覚系　133, 134
第一（次）視覚野（OC）　28, 176
第一体性感覚野（SI）　13
建物と家具の位置　189
単一感覚性　30
単眼性の絵画的手がかり　181
単語の形態　68
短期記憶　58
　―― の機能　169
弾道的　84

【ち】

チンパンジーとアファール猿人の頭蓋　19
地誌的記憶の喪失　187
地誌的障害　70, 187
　―― と道順障害　68, 69
地理的失見当識　187
知覚
　―― と運動の解離　59
　―― の心理物理学的理論　178
知覚性回路モデル　182
知覚的制御　100
知覚的なコントロール　160
知覚転位　95
遅延サッケード課題　165
着衣失行　92
中央の消点　202
中心回領域　99
中心帯　34
中心リーチング　85
注意狭窄　88
注意野の狭窄　88
注視と追跡の課題　109
注視ニューロン　8, 11, 109, 112
　―― と奥行きニューロン　109
注視麻痺と不注意　89
抽象絵画　207
抽象画と具象絵画の違い　205

長軸方位選択性（AOS）ニューロン 51,77,168,179,185
長軸方位選択性（AOS）ニューロンの発見 172
超感覚性 130
超近景 202
聴覚 2
—— の多感覚ニューロン（Tpt） 126
聴覚性単一感覚性連合野 34
聴覚連合野 30
直線運動の適方向 142
直線運動の方向選択性 143
直線と曲線の区別 144
直線の方位 145
直方体 199

【つ】

つや消しの物体表面 203
追従眼球運動 118
追跡運動と運動制御 115
追跡眼球運動 109,115,118
—— に関係する領域 48
—— の運動制御 118
—— の制御経路 119
追跡ニューロン 115

【て】

テクスチュア（手ざわり） 204
—— の密度の勾配 178
テクスチュアの勾配 178,180,181
—— と両眼視差 181
デフォルメ 207
『デルフトの眺望』 205
デューラーの自画像 204
デュシャン 206
手
—— と足に起こる幻影肢 95
—— の運動の制御 111

—— のグリップサイズ 111
—— の使用と視覚野 16
—— の操作時に活動する選択的ニューロン 161
—— を突っ込む運動 61
手操作運動(把握運動) 49
—— の視覚的制御に関係する皮質間結合 62
—— の視覚的誘導のモデル 166
手操作関連ニューロン 113,168
—— の3型 114,162,164
手操作ニューロン 164,172
手の操作 161
—— の視覚的制御 165
寺田寅彦 151
点描主義 196

【と】

ドメスティックアート 205
投射 204
到達運動（リーチング） 4,83,108,156
到達運動障害の責任経路 86
統合失調症（精神分裂病） 96
頭頂間溝 3,172
頭頂後頭溝周辺の損傷 85
頭頂葉 161
—— と運動関連領域 49
—— と視覚失認 74
—— の運動コントロール 161
—— の構造と機能 24
—— の構造と脳地図 24
—— の細胞学地図 47
—— の視覚機能 2
—— の指令機能 5
—— の知覚 113
—— の特徴とその進化 1
—— の連続と非連続 37
頭頂葉性カタレプシー 96
頭頂葉損傷患者の視軸の歪曲 76

頭頂葉損傷者の手指失行　3
頭頂葉と側頭葉の二重解離　56
　　──と2つの視覚系　57
頭頂葉内側面　189, 190
頭頂葉ニューロン　3
頭頂葉リーチ領域　48, 156, 159
頭頂連合野　13, 15, 24
　　──の位置づけ　24
　　──の構造　23
頭部中心座標系位置のコード　85
動作指向性知覚　24
動作の模倣　156
動作の理解　100
道具の使用　18, 21, 98, 99
『道具を使うサル』　48
道標　189
道標識別課題　56
凸面（convex）　185

【な】

7b野（PF）　92
　　──の多感覚ニューロン　123
ナビゲーション　69, 71, 190, 192
　　──とエピソード記憶　192
　　──の機能局在　189
　　──のコントロール　192
斜めの面の回転　141

【に】

2-デオキシグルコース（2DG）　56
2 1/2　201
2 1/2（次元）スケッチ　177, 196
2種類の網膜神経節細胞（ネコ）　64
2地点間の位置関係（方角）　189
ニューラルネット理論の信奉者　184
ニューラルネットワーク　42
ニューラルネットワーク理論の誤解
　　　　　　　　　　　　183
二感覚性　30
　　──の刺激　122
二次元の平面の両義図形　209
二重解離　56
二足歩行　18
　　──と手の使用　18
『日常生活の生理学』　151
人間
　　──とサルの頭頂連合野の細胞構
　　築領野　26
　　──のV5/MTとMST　52
　　──の上頭頂小葉　27
　　──の腹側経路　69
認知地図　71

【ね・の】

ネアンデルタール人　20
ネッカーキューブの反転図形　148
脳磁図　80
脳の拡大の契機　20
『脳の仕組み』　183
脳の進化と霊長類　14

【は】

ハイライトによる立体感　203
ハングル　63
バーチャル・リアリティ　70, 190
　　──のナビゲーション　190
バリント症候群　11, 74, 82, 156
　　──と背側同時失認　87
　　──の視覚性運動失調　84
　　──の視覚性注意障害　89
　　──の病巣と症状　12
　　──のリーチングの障害　83
パーセプトロン論　176, 184
パウル・クレー　208
把握運動　114, 156, 164
　　──に関係する領域　48
波多野和夫　94
『爬虫類』　209

場所細胞　70
場所不変性　144
背外側橋核　118
背側経路　69
背側同時失認　87
幅の勾配　178, 180, 202
浜中淑彦　94
針穴写真器（カメラ・オブスキュラ）　196
反射　203
反時計回りに反応するニューロン　143
半側空間失認と病態失認　92
半側空間無視　77
半側身体失認　92

【ひ】

ピカソ　196
ピック病　68, 94
―― とゲルストマン症候群　94
皮膚周囲受容野　124, 130
皮膚ニューロン　105
皮膚の刺激　121
皮膚の受容野　122
非地誌的課題　189
尾側上側頭溝多感覚領域（cSTP）　50
尾側頭頂間領域　49
光　204
彦坂興秀　52, 120
彦坂和雄　52
左後頭葉損傷患者の損傷部位と視野欠損　79
左中心後回（体性感覚野）破壊後の異常姿勢　97
左手の失行　101
左半身の着衣失行　92
表象　183
表情の認識　68
表面の表象　177

表面ベースの表象　184, 196
病態失認　90, 93
平山惠造　84, 95

【ふ】

2つの視覚系　28, 63, 67
―― の階層的結合　66
フェルメール
―― の触覚　204
―― の『真珠の耳飾りの少女』　203
―― のテクスチュア　204
―― の秘密　202
―― の風景画　205
ブレインイメージング　70
ブロードマン5野（上頭頂小葉）　2, 3, 13, 32, 86, 95, 104, 105, 106
ブロードマン19野　81
ブロードマン37野　35, 81
ブロードマン39野　35
―― の境界　139
ブロードマン40野　35
ブロードマン44野　34, 99
ブロードマン45野　34
ブロードマン46野　58
―― と TE　58
ブロードマン細胞構築地図　27
プレシェイピング　98, 166, 167, 183
―― の障害　166, 168
俯角　178
風景画　196, 199
風景認知　188
腹側運動前野　98
―― の多感覚ニューロン　124
腹側経路　69
腹側経路と背側経路（漢字と仮名）　63, 68
―― の機能分担　57
輻輳運動とレンズ調節の効果　199
輻輳運動の距離知覚への効果　113

物理的な（写真のような）遠近法
　　196, 197

【へ】

ヘルムホルツ　152
ペンローズの不可能図形　210
『ベルビューから見たサン・ヴィクトワール山』　198
平衡感覚　2
平面
　――で構成されたポリゴン　184
　――と曲面の区別　144
　――と曲面の組み合せ　145
　――の傾きに反応するニューロン
　　178
　――の傾きの選択性　180
　――の勾配とテクスチュア　178
平面方位選択性（SOS）ニューロン
　　51, 77, 168, 179
　――と両眼視差の勾配　50
並進運動のフロー　150
冪数法則　40
扁桃体　24

【ほ】

ホモ・エレクトス　21
ホモ・サピエンス　18, 20
ホモ・サピエンス・サピエンス　20
ホモ・ハビリス　18
　――の頭蓋　20
　――の脳の大きさ　19
ホロプターサークル（単視円）　173
ボティチェリ　204
ほじくる動作　163
捕食による脳の進化　16
方位選択性　172
　――の発見　144
方位選択性ニューロン　181
方位の変化　144

方向性のある注意　86
方向選択性　159
　――のあるウサギ網膜ニューロン
　　44
方向選択性ニューロン　45, 138
方向定位　189
方向の変化　143
北条敬　95
北斎の『富嶽三十六景』　197

【ま】

マカクザル　18
マグニチュード推定法　40
マルセル・デュシャン　206
曲がり角ニューロン　190, 191
街並失認　188
満珊歩行（千鳥足）　84

【み】

ミラーニューロン　97〜99
　――の習慣動作　99
右頭頂葉損傷患者の描く自転車の絵
　　77
道順　189
　――の記憶　192
　――の情報を処理　71
　――（方角）の想起　188, 189
道順記憶　188
道順障害　70, 188, 189
密度と幅の勾配と奥行きの表現　179

【む】

ムシモール　167, 192
無意識の推理　6
無意味動作の模倣　99, 100
無意味動作の模倣手指のパターン
　　99
無限遠の消点　197

村田哲 98,165

【め】

メガネザルとゾウトガリネズミ 15
　── の特徴 15
　── の大脳皮質 17
メガネザルとマカクザル 17
メルロ=ポンティ 195
『眼と精神』 120（彦坂興秀）,195
　（メルロ=ポンティ）
眼と手の協応 161
　── と指令機能 161
面 145

【も】

『モナリザ』 207
網膜 182,196
網膜部位局在 32,51,180
　── のあるMT 139
網膜部位局在性 53
　── の地図 32
網膜部位地図 32

【ゆ・よ】

誘導運動の錯視のメカニズム 117
床面の奥行き 202
45°の消点（遠隔点） 202
横山大観 199

【ら・り】

ランダムドット・ステレオグラム
　（RDS） 80,175,176,179,181
ランダムドット・パターン 118
リーチニューロン 108
　── の研究 157
リーチング（到達運動） 83,84,108,
　156

　── と位置のコントロール 156
　── とリーチニューロン 156
　── の指令と運動前野 161
リーチング障害の責任病巣 86
リーチングニューロンと視覚性運動
　失調 85
リーチングニューロンの障害 85
立体感の喪失 80
立体視 16,181
　── と3Dモデルの探求 182
　── と空間的位置の情報処理 66
　── と捕食 16
　── の経路 65
　── の研究史 173
　── の原理 174
　── の高次処理 49
　── の高次情報処理（CIP） 50
　── の高次中枢 67,180
　── の視差の勾配と平面の傾き
　　　　　　　　　　　　177
　── の障害 79
　── の神経生理学 176
立体視像 80
立体図を見るアナグリフ 175
立体の2 1/2 次元表象 177
立方体 164
両眼視 148
両眼視差 80,148,173,174,177,181
　── の系統的処理 180
　── の情報処理 180
両眼視差感受性 179
両眼視差検出ニューロン 176
両義図形 208
両側V5/MTと周辺の脳梗塞の障害
　　　　　　　　　　　　81
両側頭頂葉損傷患者のリーチングの
　障害 83
両側頭頂葉の破壊症状 74
臨床的観察 9
臨床脳病理学 77

【る・れ・ろ】

ルネ・マグリット　207
ルネッサンスの画家　196
ルノアール　197
霊長類　15
　──の脳の進化　16
連合線維　28

連合野　3, 13, 24, 123
　──の連合　123
ロブスト猿人　19
ロボットアーム　163
ロンドンのタクシードライバー　189

【わ】

ワーキングメモリー（作業記憶）　165

空想美術館

オランダ絵画の眺望

意地悪な神さま

レンブラント回廊
フェルメール回廊
セザンヌ回廊
エッシャー回廊

神童のいたずら

意地悪な神さま

多田富雄

アントニー・レーエンフックという
近目のオランダ人の仕立て屋が
レンズを組み合わせて顕微鏡を作った
ラシャの布でレンズを磨き金属の筒にはめ込んで
うなぎを見て血管を血球が流れるのを見つけた

光が鏡に反射し
プリズムを通って
レンズの光軸を通る
鏡筒　レンズの組み合わせ　反射鏡　オブジェクト
神のように完璧な構成が必要だ
まさしく神の奇跡がレーエンフックに与えられたのだ

わが友レーエンフックは見ることに取り付かれ
五十年間に二百通の手記を
ロンドン王立科学協会に送り続けた
見るものはますます細かくなった
やがて彼の目は見えなくなった
網膜がやられたのだ
それでも彼は見ようとしていた

神様
レーエンフックにお恵みをお与えなさいましたか
彼は偏屈な仕立て屋でしたが
大いなる恩寵は与えられたのか
彼はついに見えないものを見たのだ

神様
それはあなたのたまたま撒き散らした塵です
宇宙の塵だったのです
あわれあわれ
彼は塵という存在ですらないものを見て
狂喜したのです

レーエンフックは原生動物のシッポを
毒茸菌の集落を見た
しかし彼がロンドン王立協会についに送らなかったのは
彼が本当に見たもの
宇宙に撒き散らされた塵あくた
何の価値も無いが
完璧な存在　ありうべからざる真実
神様がついにお許しにならなかったもの
つまり非存在を
彼は見てしまったのです

(多田富雄全詩集　『歌占』，藤原書店，2004 より)

レンブラント回廊

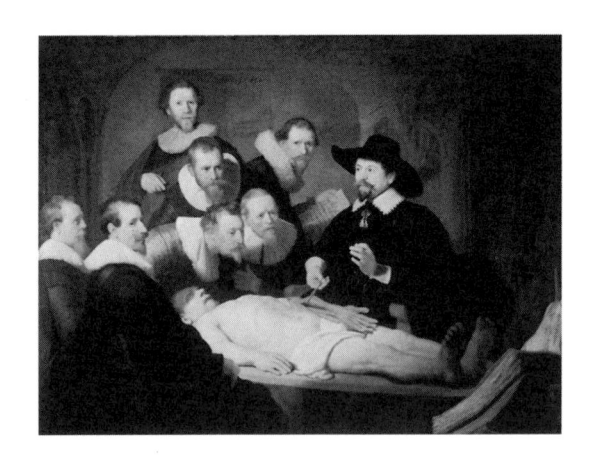

　近代の絵画はフランスの後期印象派を中心に考えられることが多い。ほとんどの絵画史は，セザンヌやゴーギャンをはじめとする画家たちを中心に語られてきた。
　しかしこれとは別に，17世紀オランダ絵画がもたらした影響とその成果が近代の絵画に与えた影響ははかり知れない。オランダ絵画の系譜は「光と影の芸術」といわれるレンブラントを光源として，カメラ・オブスキュラ（針穴写真器）の技法を生かして，近代絵画にフランス絵画とは別の光と色調をもたらした。

　レンブラントの『チュルプ博士の解剖学講義』は，市民に公開した外科手術を克明に描写した作品であるが，その背景にはスペインとポルトガルの「大航海時代」を過ぎて，世界を股にかけるオランダのめざましい発展と新興都市の市民の活気があった。「低地地帯」を意味する狭隘なオランダにおいて光学と光学機器はかつてないほどの発展を示し，人文科学全般に及ぼし，その成果はあらゆる領域に及んだ。

近代オランダの象徴はなんといってもアントニー・ファン・レーウェンフックの顕微鏡の発明であり，それはガリレオの望遠鏡にまさる視覚的な革命であり，人間が物を見る仕方を根底から変えた。

ロバート・フックの細胞の発見と細胞学の成立は顕微鏡なくしては不可能であった。

呉服屋のアマチュア科学者であるレーウェンフックの好奇心と研究熱心と，それがもたらした深刻な意味は，30代に多田富雄が書いた「意地悪な神さま」という詩に見事に描かれている。

オランダの哲学者であるスピノザが光学研究のために精度のよいレンズを有し，レンズ磨きをしながら思索に専念し，フランスのデカルトが「炉部屋」の思考を捨て，後半世をオランダで勉学に励み，『方法序説』と『屈折光学』を構想したことはよく知られている。

近年になって急速に注目されるようになった画家のフェルメールはレーウェンフックと同時代を生きた画家であり，デルフトの街を歩き『デルフトの眺望』を描いたことで有名である。フェルメールがレーウェンフックの発明した数百に及ぶ小さな顕微鏡をのぞき微生物や，ゲーテのホムンクルスの気配を感じたこともありうる。

フェルメールの作品として『天文学者』と『地理学者』の2つの作品があり，地球儀とコンパス，都市の地図を作品中に微細に描いているのは，レンブラント以来の絵画と「光と影」の研究の賜物であると同時に，オランダの自由都市の雰囲気をよく表している。地球儀と地図は航海に必須な道具であった。

19世紀末にフランスに絵画を学びに行ったゴッホは，若き友人に宛てて「君はフェルメールという画家を知っているだろうか」と述べ，その色彩の素晴らしさ，とりわけブルーとレモンイエローの美しさを絶賛している。同じオランダ人としてそのバロック的資質に注目したためである。ゴッホは初めてフェルメールを発見した画家である。

フェルメール回廊

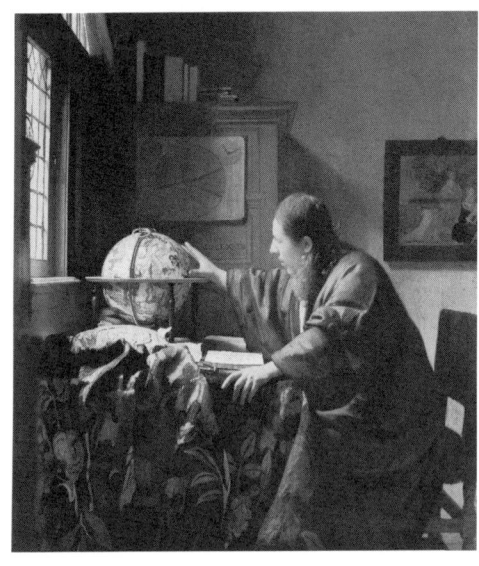

『地理学者』

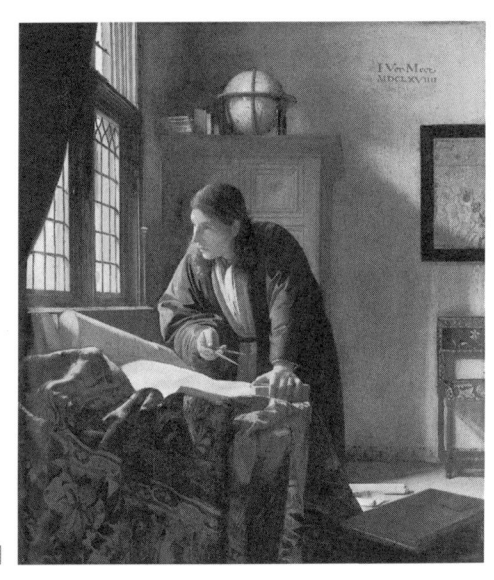

『天文学者』

★フィンセント・ファン・ゴッホ★
〈エミール・ベルナールへの手紙　1888年7月〉

　きみはフェルメールという画家を知っているだろうか。とても美しい身重のオランダ婦人などを描いた人だ。この不思議な画家のパレットは，青，レモンイエロー，パールグレー，黒，白から成り立っている。もちろん彼の描いた数少ない作品のなかには厳密に言えば，あらゆる色彩の完全な豊かさがそろっている。しかし黒，白，灰色，ピンクといった色がベラスケスを特徴づけているのと同じように，フェルメールの特徴はレモンイエロー，淡い青，パールグレーなどの配合にあるのだ。

★マルセル・プルースト★
〈J・L・ヴォドワイエへの手紙〉

　デン・ハーグの美術館で『デルフト眺望』の絵を見てから，私は世界でもっとも美しい絵を見たのだと悟りました。『スワン家の方へ』では，スワンにフェルメールの研究をさせずにはいられませんでした。実のところ私は，あなたがこの驚くべき巨匠の真価をこれほどまで認めて下さるとは思っていませんでした。というのも私は芸術におけるヒエラルキーについてのあなたの（とてもニュアンスに富んだ）考えを承知していますし，フェルメールはあなたにとって，あまりにシャルダン的すぎるのではないかと恐れていたからです。ですからあのページを読ませていただいて，どれほどの喜びを味わったことでしょう。なにしろ私はフェルメールについてほとんど何も知らないのです。

（パリ　1922年）

　ブーランジェの「オピニオン」紙への寄稿は，おやめになったわけではないでしょうね。最近の号にはあなたのものを見かけませんが。あの朝の輝かしい記憶は私の心に残っています。あの朝のあなたは，ふらついていた私の足をやさしく導いて，家の切妻壁が「まるで中国の高価な品のような」あのフェルメールの方へ向けて下さった。その後，私は一冊のベルギーの本を手に入れましたが，そこに載っているたくさんの絵を，あなたの論文を片手に見ていくと，さまざまな作品のなかにいくつもの同じ小道具を認めることができました……。

★アンドレ・マルロー★
『沈黙の声』1951年

　オランダ絵画では逸話的なテーマはけっして偶発的なものではないが，彼は30

歳にして逸話的なテーマにうんざりするようになった。「ライバルたち」の真面目なセンチメンタリズムは，彼に無縁である。雰囲気といえば詩の雰囲気しか知らない。それも彼の芸術の洗練の結果として生まれる詩の雰囲気である……

　彼の逸話は逸話ではなく，彼の雰囲気は雰囲気ではない。彼の感情はセンチメンタルでなく，彼の描く情景はほとんど情景ではない。40点足らずしか知られていない彼の作品のうち，ただ一人の人物だけを描いたものが20点もあるが，それらを肖像画と呼ぶことはできないだろう。彼はいつでもモデルから個性を取り除こうとしていたようだ。それも典型的な人物を作りだすためではなく，古代ギリシャ彫刻の少女像(コレー)を思わせるような，きわめて感覚的な抽象性を産み出すために。

★メルロ＝ポンティ★
『世界の散文』1969年

　マルローはつぎのような意味深い指摘を行っている。すなわち，ある絵がわれわれにとって「一枚のフェルメール」であるということは，その絵がフェルメールという名の人物の手によってある日描かれたということではなく，その絵が「フェルメールの構造」を実現し，あるいはフェルメールの言語を語っているということを意味しているのであり，つまりその絵のあらゆる要素が，百個の羅針盤の百本の針のように同じ固有の偏差を示す。独特の等価関係のシステムがその絵のなかにあるということを意味しているというのだ。仮にフェルメールが年老いて一貫性のない寄せ集めの絵を描いたとしたら，それは「本当のフェルメールの絵」ではあるまい。もし逆にだれか偽作者が，筆跡ばかりでなくフェルメールの傑作のスタイルまでも自分のものとすることに成功したとすれば，彼はもはや偽作者ではなく，昔の巨匠のアトリエで師匠のために描いていた画家たちの一人と同じことになるだろう。もちろん実際にはそれは不可能なことだ。何世紀にもわたってさまざまな絵画が現れ，絵画の問題そのものが意味を変えてしまった後に，フェルメールの様式をそのまま繰り返すことができるとすれば，その偽作者は本物の画家でなければならないし，もしそうだとしたら彼が作るものは「贋のフェルメール」ではなく，自分自身の作品の合間に描いた「フェルメール風の習作」，あるいは自分固有の要素も入った「フェルメールへのオマージュ」になってしまうことだろうから。

(巖谷國士，他訳『フェルメール画集』，リブロポート，1991より)

セザンヌ回廊

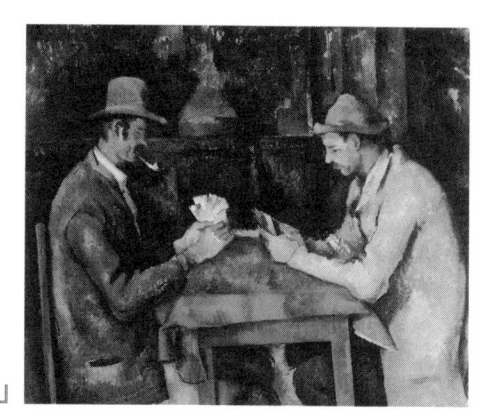

『カルタ遊びをする人』

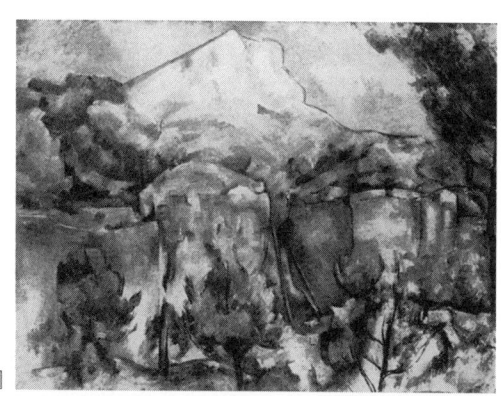

セザンヌが描いた
『サント・ヴィクトワール山』

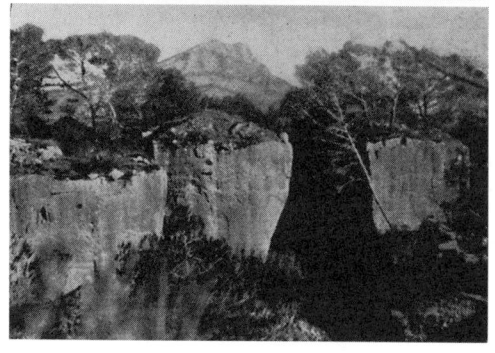

写真で撮影した
『サント・ヴィクトワール山』

★メルロ＝ポンティ★
「セザンヌの疑い」

　セザンヌは，一枚の静物画を描くにも百回もキャンバスにむかわねばならなかったし，一枚のポートレートを描くにも，百五十回もポーズさせねばならなかった。わたしたちが彼の〈作品〉と呼んでいるものは，セザンヌにとっては自分の絵画の試作であり，接近にすぎないものであった。一九〇六年九月，死を一カ月後に控えた六七歳のセザンヌは，こう述べている。「頭の状態があまりにひどいので，私のか弱い理性では，耐えられないのではないかと心配だった時もあったほどです……。今は良くなっているようだし，私の研究も正しい方向に進んでいると思います。これほど模索し，長い間探求してきた目標に，果たして到達できるのでしょうか。私はいつも自然を研究してきましたが，私の歩みは遅々たるもののようです」。絵画はセザンヌの世界であり，存在の仕方であった。弟子ももたず，家族からの賛辞も受けず，審査員たちから激励されることもなく，孤独のうちに制作した。

（中略）

　遠近法に関するセザンヌの模索は，その現象への忠実さによって，最近の心理学が定式化しようとした事柄をあらわにしている。わたしたちの知覚の遠近法は，生きられた遠近法なのであって，幾何学的な遠近法でもないし，写真の遠近法でもない。知覚では，写真の遠近法と比較すると，近くの事物は小さく見え，遠くの事物は大きく見える。これは映画と比較して考えてみればよくわかる。同じ条件の現実の汽車と比較すると，映画の汽車ははるかに急速に近づき，大きくなる。円を斜めから見ると楕円に見えるということは，実際の知覚の代わりに，わたしたちが写真を撮影する装置だったなら見えるような図式を採用することである。現実にはわたしたちは，楕円の周囲を振動する形を見るのであり，その形が楕円になることはないのである。

（中山　元編訳：『メルロ＝ポンティ・コレクション』，
筑摩書房，1991より）

★セザンヌは語る★

芸術の題材(マチエール)に関する批評家の判断は，文学的な慣習によってなされるよりも，一定の美学によってなされる方が少ない。

芸術家は，文学を芸術の中に逃亡させなければならぬ。

芸術は，繊細な感受性の顕現である。

感受性は個人の特性を決定づける。最もそれが完璧になったとき，感受性は芸術家を識別する。

一つの偉大な感受性は，すべての美しい芸術の着想にとって最も幸福な素因である。

芸術のうちで最も人をひきつけるものそれは，芸術家自身の有する個性だ。

生来の感受性と卓越性を併せもった客観的な芸術家。

概念の高貴は，芸術家の魂を明らかにする。

具体化され，個別化された芸術家。

芸術家は，そこに神秘があると信じている自然というものの傑作を前にして，自己の熱狂を他の人間に伝えられることのできる能力によって喜びを感じる。

才能とは，自己の感情を身近な人に呼びおこすことができる能力のことである。

芸術家にとって，見ることは理解することであり，理解することは，構成することである。

芸術家は，小鳥がさえずるように自己の感情を書きとることができぬ。だから構

成するのだ。

芸術の重要性は，性急な諸結果の普遍性の裡にあるのではない。

芸術は一個の宗教だ。その目的は，思考の高貴さにある。

絶対（完全性）に思いを馳せぬ人は，静謐な中庸性に甘んじている。

人は精神の卓越性を，その概念の独自の発展によって判断する。

よく統合する知性とは，芸術作品の実現化に対する感受性の最も正確な協力者のことである。

芸術とは，事物に対するわれわれの欲望や，趣好の適応のことである。

芸術の技法は，言語と論理を包含する。

芸術の書式は，性質と，解釈された主題の偉大さに適応しているとき，申し分のないものとなる。

作風（ステイル）は，大家達を卑屈に真似することからは生まれない。感じ，芸術家が表現する固有な遺り方から生ずる。

芸術の着想が表現されるしかたを通じて，人は精神の高貴と，芸術家の意識を判断する。

新奇と独創の探求は，気質の平凡さや欠如を拙くも包み隠そうとする不自然な欲求のことである。

線やモデルというものは存在しない。デッサンは，コントラストの関係か，白と

黒二つの色調の単なる関係でしかない。

光と影は，色彩の関係であって，この二つの主要な偶然性は，それらの一般的な強さによって異なるのではなく，それらに固有な響きによって異なっている。

事物の形態と輪郭は，それらに固有な色彩より生ず，反対と対照によって我々に賦与される。

生粋のデッサンとは，一つの抽象だ。デッサンも色彩も決して明瞭なものではない。すべては彩色されて自然のうちにあったのだ。

人は描くことによって，デッサンを行う。色調(トン)の正確さは，光と，事物の模写を同時にもたらす。色が調和すればするほど，デッサンは正確になる。

色調のコントラストと関係。そこにデッサンと模写の秘密のすべてがある。

自然は，深くに存在する。
画家とモデルを仲介する一つの平面。空気だ。空間にみられる肉体は，すべて凸状をしている。

空気は，造蔽板(エクラン)の上に確固たる土台をつくるが，その造蔽板によって，すべての色彩の対照と，すべての光の偶然が分解されるのである。空気は，タブローのジンテーゼと全体的な調和に司えることによって，タブローの外皮を本質とする。

描くことは「対比する」ことである。

澄明な絵画や，くすんだ絵画もあるわけではない。ただ色調の関係があるにすぎない。
色調の関係が適切だと，そこにこよなき調和が生まれる。
色調の関係が多く，変化に富めば富むほど，効果は測り知れず，目に快適なものとなる。

すべての芸術と同様，絵画も一つの技法，職人の手を包含している。しかし，色彩の調和と効果の好ましい配合は，もっぱら芸術家の選択に依存している。

芸術家は，すべての関係を直接的に知覚するのではない。それを感じるのだ。

正しく知覚し，完璧に表現することが，作風を提供する。

絵画は，効果を配合する芸術である。諸々の色彩や，輪郭や，計画の関係を打ち樹てることだ。

方法は，自然と接触することによって生ずる。方法は周囲の状況によって発展する。方法は，人が感じとったことを表現したいとすることの中にあり，また，個人的な美学のうちにある感覚(サンサシオン)を組織することの中にある。

学校というものは，本来存在しえないものである。

すべてに優先する問題は，それ自体のうちにある芸術に関する問題だ。したがって，絵画は良いか，悪いかのどちらかだ。

自然を観察すること，それは，モデルから特性を引き出すことである。

描くことは，対象を卑屈に写生することではない。それは，多くの関係の間の調和を知ること。諸々の関係を一つの新たな，独創的な論理に沿って発展させ，それを一つの自己の音階に転置することである。

絵を描くこと，それは構成することだ……

《このアフォリスムは，ヨアヒム・ギャスケの友人であり，1901年から2年の間，エクスにいた詩人のレオ・ラルギィエは，(1878〜1950)の著『ポール・セザンヌ

との日曜日』からの抜粋である。ラルギィエは，セザンヌの息子とも親友を結んだ。なお，セザンヌは，1899年末には決定的にエクスに引退していた》

〔Conversations avec Cézanne. Collection Macula, 1978
（樋口　覚訳）より〕

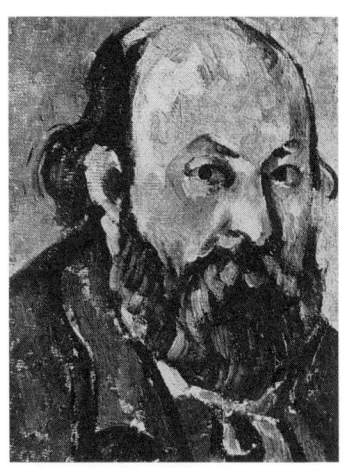

セザンヌの『自画像』

★セザンヌの肖像画★

　モネの空から，その移ろひ易い色を消して，エメラルドの様に動かぬ色を見附けたセザンヌの視力にとつて，人間といふ對象は，容易に解ける應用問題ではなかつたに相違ない。ヴォラールは，繪畫の歸するところは肖像畫だ，といふセザンヌの言葉を聞いたと言ふ。恐らく，肖像畫は，晩年のセザンヌの執拗な努力の傾注された仕事であつて，彼の肖像畫を見てゐると，これは，言つてみれば大畫家として當然な話になるのだが，この仕事で試されてゐるものは，視力といふより思想であり，人間觀だといふ考へに導かれるのである。

（小林秀雄：近代繪畫．新潮社，昭和三十三年より，
図も同）

エッシャー回廊

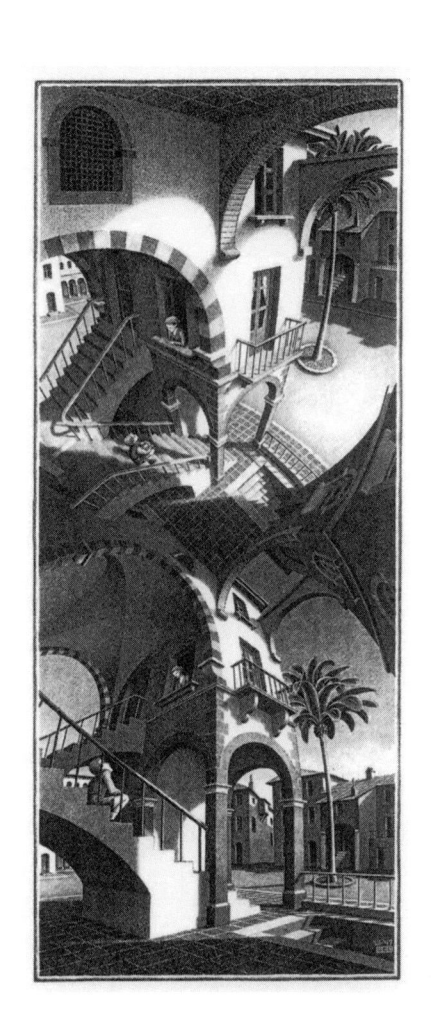

エッシャー回廊　263

© masashi kimura

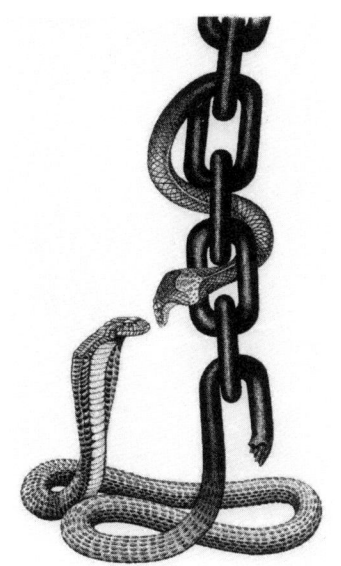

© masashi kimura

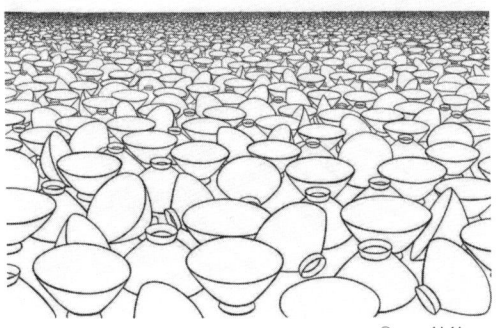

264　空想美術館

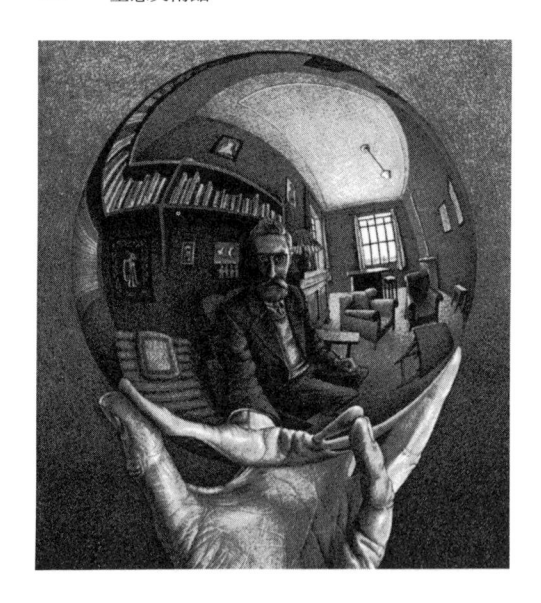

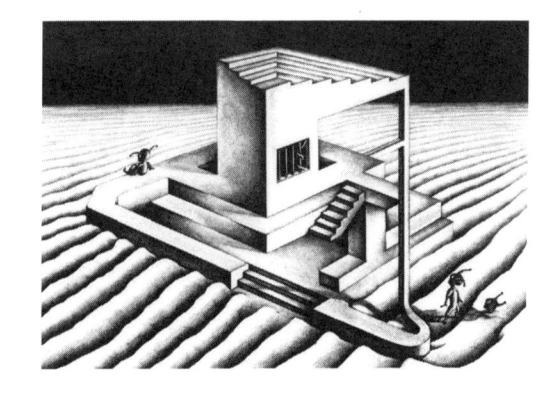

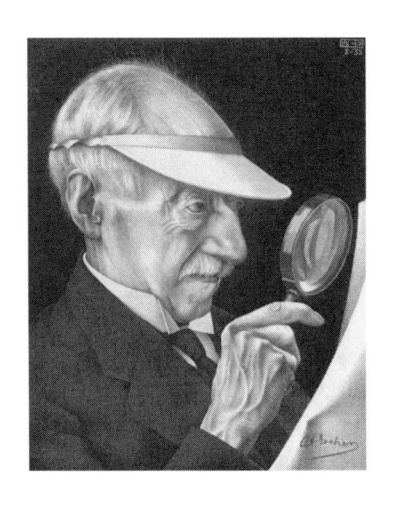

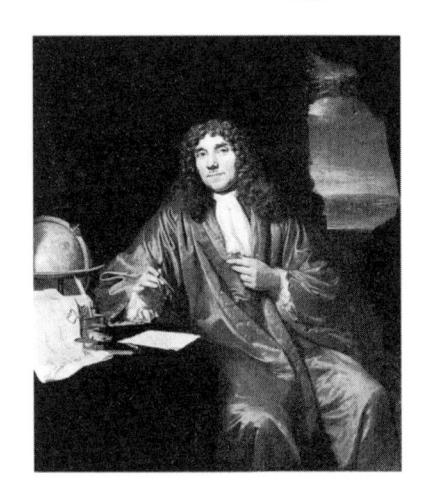

近代オランダ絵画は，エッシャーの出現にによってさらにその存在を強烈に明らかにした。メビウスの輪のごとく永遠に回帰してやまない形態のメタモルフォーゼの魔術師エッシャーの存在は広く知られている。エッシャーの父はオランダの有数の港湾技術者であり，デ・レーケとともに明治維新後にお雇い外国人として来日，河川の洪水を防ぐために淀川を始め数多くの工事に携わった。

　エッシャーの父が精巧なルーペを覗き込んでいる絵は，異国で多くの工事を指揮した父の風貌と，レーウェンフックの発明した手製の顕微鏡を思わせる。幕末から維新後の日本とオランダの関係を示唆する逸話ともいえよう。

　ヤン・フェル・コエリの描いた『レーウェンフックの肖像』にも地球儀が置かれているのはフェルメールの『天文学者』と『地理学者』を想起させるが，偶然ではない。レーウェンフックはフェルメール死後には管財人にさえなっている。

神童のいたずら

　オリバー・ザックスの『火星の人類学者』には自閉症の少年スティーヴンが登場する。オリバー・ザックスはその少年が描く綿密な才能に感心して「神童たち」を描き，その素晴らしい絵画は一冊の画集に収められた。とりわけヴェニスを描いた作品はこの水上都市がもつ水辺の本質を的確にとらえた傑作である。

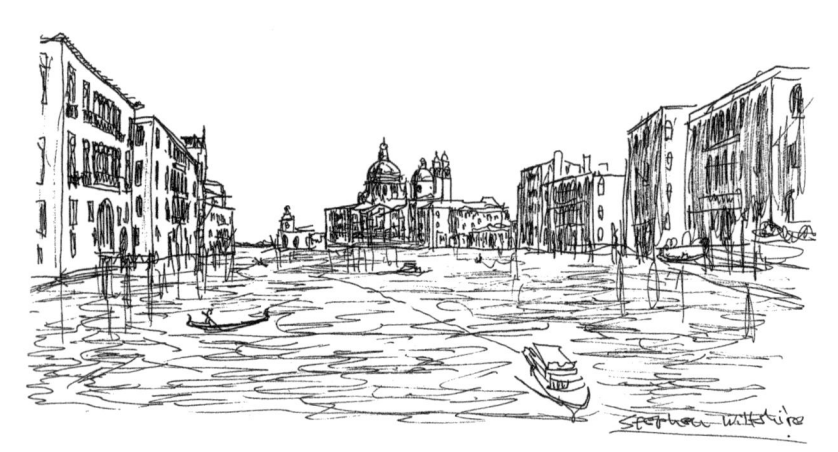

(Stephen Wiltshire：FLOATING CITIES, Michael Joseph, London, 1991 より)